GLOSARIO DE PSIQUIATRIA

Inglés-Español
Español-Inglés

Por cortesía
de los laboratorios ABELLÓ

GLOSARIO DE PSIQUIATRIA

Inglés-Español
Español-Inglés

Ediciones DIAZ DE SANTOS, S.A.

Traducción: Dr. F. Pérez Gallardo
Revisión castellana: Profesor Dr. V. Conde López
Prólogo: Profesor Valentín Conde López

Título original: «American Psychiatric Glossary»

ISNB en lengua inglesa: 0–88048–288–5
ISBN en lengua española: 84–87189–14–8

Depósito legal: BI 924–89
Soporte válido: 89107.P

Edita: Ediciones Díaz de Santos, S.A.
C/ Juan Bravo, 3–A
Madrid 28006

Diseño de Portada: José Luis Tellería

Fotocomposición: Didot, S.A.
C/ Nervión, 3–.5.° Bilbao.

Imprime: GRAFO, S.A.
Avda. de Cervantes, 59 Bilbao.

Contenido

PROLOGO

Leer con tiempo e interés cualquier glosario de términos extranjeros o profesionales es una actividad inteligente, cuanto menos educadora, crítica e incluso creadora.

Educadora, en tanto y cuanto se aprenden y aprehenden esas "camisas de fuerza" de las ideas que son los términos de los vocabularios, diccionarios y lenguajes científicos, más o menos artificiales, en los que se expresan saberes y conocimientos en una época y contexto histórico y sociocultural determinados. Su antigüedad en la lengua común suele coincidir con la madurez del ciclo histórico y no en vano se va a ir celebrando en medio milenio de nuestros diccionarios romances peninsulares —v.g. el *liber elegantiarum,* de J. Esteve y el de Nebrija— mostrando de nuevo cómo los libros suelen ser menos finitos que nosotros mismos. Educativa, al hacer volver a pensar las voces psiquiátricas en las que el lector ha sido educado; y más cuando este replanteamiento lingüístico —insisto, al mismo tiempo natural y artificial, espontáneo y forzado por las modas y modos de hacer la Psiquiatría— se realiza desde el área cultural continental europea, en la que nace y se desarrolla la propia Psiquiatría científica y clínica en todos sus ricos matices. Educadora también, porque los lenguajes humanos, y por supuesto los psicopatológicos, pueden enraizarse en los orígenes de la aparición de la conciencia reflexiva y crítica, histórica, científica, filosófica y antropológica, remontándose al menos hasta la Grecia Clásica: "Cada vez se es más consciente de la íntima interrelación de los problemas de la lengua y los problemas de pensamiento: de que es imposible estudiar un sistema ideológico prescindiendo de las palabras en que se expresa en su lengua original y de la concatenación en sistema de esas palabras. Al tiempo, sabemos hoy que la lengua es un repertorio de datos e ideas de clasificaciones del mundo, que está al alcance del hombre común. La ciencia arranca siempre de él, aunque en definitiva lo supere, transformando el sentido de las palabras y el sistema que forman dentro de los diversos campos semánticos" (F.R. Adrados: Rev. Occidente, 96,340-375. 1971); a lo largo de todo este glosario predominarán los términos de *etimología griega* —que significa lo real, lo que existe— y que exige una constante interpretación y crítica en cada contexto de referencia a la búsqueda del significado; el mismo término de glosa —palabra rara y de sentido obscuro— significa el latín y en castellano, donde se recoge desde el año 1335 y glosario desde 1490, comentario, interpretación, exposición, objección, explicación, e incluso poner reparos y animadversión; y buscar el significado de la realidad, de las cosas, del hombre, etc., es buscar el *ser* de las mismas, o en la escueta sentencia de Heidegger: "La esencia y el ser hablan en el lenguaje" ("Introducción a la Metafísica", 91, 3ª Ed., NOVA, 1966), ese lenguaje que es casa del *ser* que significó en sus orígenes vivir, surgir y durar. En otras palabras, su puede ejercitar el intelecto profundizando hasta los orígenes del significado de cada término entendiendo realmente el lenguaje psiquiátrico, lo que supone comprender las condiciones y mediaciones que le han creado y configurado, sus crecientes niveles de abstracción, generalización, especificidad, etc., y evaluar cómo se construye y desconstruye cada término con la oportunidad y ocasión de lo pragmático, o si se prefiere con las necesidades del significado subjetivo e intersubjetivo, hasta llegar a alcanzar los límites, profundidad y contenidos semánticos y referenciales que exige la ciencia —en nuestro caso psiquiátrica— y que no siempre es posible alcanzar en ese máximo nivel de intercambio del habla clínica que suponen los diálogos con las realidades de los pacientes y médicos, y con las teorías de los científicos y de las Instituciones sociales. Consultar un glosario significa también descubrirlo, pensarlo, reinterpretarlo, saborearlo y vivenciarlo; puede llegar a equivaler a una forma —pristina y auroral de sapiencia y de "espiriencia" en el habla de Teresa de Avila; en último extremo toda lectura es una autointerpretación.

Crítica, porque ninguna lectura de la realidad teórica o clínica, interior o exterior es neutra. Crítica además, ya que debe exigir un juicio fundado en las reglas del método científico y del arte psicopatológico, y por supuesto, de la propia historia de la Psiquiatría, sin las cuales no se puede llegar a un discernimiento con criterio del contenido manifiesto y latente de éste y de cualquier glosario técnico o científico; en este sentido parece aconsejable comparar el contenido de estos términos con el de otros glosarios, vocabularios y catálogos e intentar de cualquiera de ellos —y como ejercicio— establecer sus raíces y desarrollo histórico con un perspectivismo crítico relativo. Desde otro punto de vista hubiera sido posible dar otro contenido a muchos términos de este catálogo, pero no se hubiera respetado entonces el espíritu de la obra, y ello sin entrar en el clásico problema del *traduttore traditore.* Con ello, se pretende disculpar la presencia de anglicismos, por otra parte tan frecuentes en la actualidad; también hubiera supuesto desvirtuar otro de los méritos del libro: su sencillez y fácil manejo. Este catálogo de términos psiquiátricos puede parecer limitado al especialista o excesivo al estudioso interesado en el vocabulario neuropsiquiátrico, pero si se consulta con mesura, podrá llegar a considerarse un comienzo interesante, de fácil lectura y acceso, a partir del cual se puede profundizar y matizar hasta satisfacer los deseos de cada cual. Por supuesto se puede estar también en desacuerdo con la definición de algunos términos y sentir la falta de otros; como en otros campos científicos, hay que establecer límites y un sistema de referencia lo más sencillo posible para desarrollar los criterios de denotación y designación, y esta obra lo consigue. Otros términos necesitarían, en su caso, varias traducciones o la creación de neologismos para diferenciar el significado de sus diversos usos: *insight* es intuición en sí misma y mirada interior, a percepción, conocimiento, comprensión rápida, clara, global, configuracional, intuitiva, etc., y otras muchas cosas más; en ediciones futuras será interesante profundizar más en estos aspectos y dificultades del vocabulario psicopatológico en las diferentes lenguas. También se echan de menos términos y designaciones habituales en la Psiquiatría continental europea, incluidos los sugeridos en ediciones anteriores y actuales de la CIE y del DSM, v.g. enfermedad psíquica y psiquiátrica, reacciones, deterioros, desarrollos, etc., por una parte, y por otra, algunos términos generales y experimentales, por ejemplo semiología, propedéutica, fenomenología, neurobiología, evolucionismo, fisiopatología y patofisiología, determinismo, etc., y que pueden incrementar los márgenes de referencia culturales del glosario y constituyen ausencias fáciles de subsanar. Que sea un signo o un síntoma clínicos puede despacharse en pocas palabras; nada más fácil que considerar sintomatología —*symptooma, logos*— como el estudio de los síntomas de las enfermedades y síntoma —*syn,* con; *piptein,* llegar— como todo fenómeno particular provocado en el organismo por un estado morboso, o si se prefiere la manifestación de una perturbación, alteración o trastorno orgánico o funcional, que conocido, reconocido, evaluado o apreciado por el médico o por el enfermo se constituye en signo

sobre el cual se funda el diagnóstico y el pronóstico, como juicios clínicos fundamentales; con esta definición se cierra la mágica tautología del tesoro de términos médicos y se apuesta por unas fáciles relaciones de analogía, cuando no de identidad, que a otros niveles primarán en el DSM-3 con todas sus consecuencias; sin embargo, signo es un fenómeno clínico, carácter, característica o síntoma objetivo de una enfermedad, especie morbosa, entidad patológica, síndrome, estado o complejo semiológico —es decir, de síntomas objetivos agrupados según un criterio o tipo de presentación— que el médico conoce, reconoce o provoca en el organismo del enfermo, y una vez apreciado por él, permite que se llegue a los clásicos juicios clínicos, especialmente diagnósticos y pronósticos de la enfermedad; los signos son deducidos de los síntomas de la enfermedad —y en su sentido restringido objetivados y públicos, aunque su interpretación, apreciación y valoración pueda llegar a ser variable por el médico— pero no sólo, ya que pueden inferirse de todo el proceso morboso, desde la etiopatogenia genética o heredobiológica, la constitución, la personalidad, el estado premorboso, etc., hasta las más diversas fases de inicio, comienzo, estado, etc., de la enfermedad, síndrome o agrupación semiológica; es decir y como ocurre con todo catálogo de términos, es preciso trascenderlo con la doctrina e integrarlo en la práctica. La psicopatología de las esquizofrenias está llena de síntomas raros y signos oscuros; sirvan de ejemplo algunos de sus trastornos afectivos, descritos por los autores clásicos: interrupción, rigidez, bloqueo, coartación y aplanamiento afectivos; indiferencia, embotamiento, embrutecimiento, empobrecimiento, entumecimiento, vaciamiento, estupidificación, deterioro y demencia afectivas; inversión, transformación de la calidad de los sentimientos, ambivalencia y pluritendencia emocionales, paratimia, influenciabilidad de los sentimientos, ataxia, caos, anarquía, disociación, desgobierno, discordancia de la afectividad y tantos otros. Tampoco debe olvidarse que algunas palabras y textos —sobre todo asistenciales, administrativos y jurídicos— pueden considerarse peculiares de la Psiquiatría norteamericana y sólo a veces fáciles de adaptar a nuestra sociedad. Otros expresan una cierta elección y selección, por ejemplo acerca de determinados autores. Los términos legales adquieren su significado pleno en el sistema jurídico de referencia y el lector debe intentar hacer su propia traducción activa, ya que no ha sido nuestra intención añadir o suprimir nada relevante a una obra que también debe entenderse en sus propios contextos. En todo caso, el lector puede completarlos con otros de su elección, consolándose con el maxweberiano: no existe ciencia libre de valores; en ésta, como en tantas otras situaciones vitales, el respeto mutuo sigue siendo un valor primordial.

Creadora, como lo es toda acción humana, en último término y al menos en ese irrepetible momento de pasar de la teoría de la palabra aprendida a la aplicación práctica de cada caso específico. Las voces humanas son una aventura de cada hombre irrepetible, y de la especie, como condición específica en cada situación imposible de reiterar, por lo que la realidad clínica por sí misma pone diques a todas las formas de reduccionismo, reducimiento o reducción cientifistas. En los lenguajes humanos —sin ir más lejos el del paciente y el del médico— el sujeto es objeto para sí mismo, y en cierto modo, una recreación continua, no por menos relevante para la ciencia, fundamental para la clínica, la cual y entre otras, tiene la misión de descubrir lo importante para la enfermedad en lo aparencialmente irrelevante del enfermo. Tras una glosa fría se encubre todo un conjunto de procesos psicológicos, que pueden llevar al entendimiento de la enfermedad y del enfermo, de las causas y de las posibilidades terapéuticas; no en balde, Anaxágoras escribió en frase escueta: "Las apariencias nos proporcionan una visión de lo que no se muestra." No en vano la primera acepción de *glossa* —lenguaje obscuro— en castellano significa también la explicación o interpretación de un texto de obscura o dificultosa inteligencia, y se relaciona con *escolio* o *comentario*, interpretación o declaración breve de un texto o sentencia dificultosa de entender. Sólo esta recreación subjetiva y objetiva —o si se prefiere histórica en todas las acepciones del término puede permitir comprender de forma correcta este paradójico nombre de *glosario* dado a un nomenclator actual; porque aquel término en castellano antiguo es un diccionario que explica palabras obscuras, desusadas, con definición de cada una de ellas: *antiquarium lexicon* en pocas palabras. Por supuesto, que también significa modernamente glosario catálogo de palabras de otro orden, pero requiere siempre comento, comentario y comentarista; y aquí puede empezar tambien la actividad creadora del lector, sin olvidar sus ideas y tradiciones. Además junto a la ciencia "nueva" que surge, convive la "vieja" que pervive, y quizás por ello todo léxico contiene "antigüedades". Es difícil permanecer en la vanguardia científica de cada generación, como también es evaluarla por los contemporáneos. Al mito del progreso parece haber sucedido la sugestión por el cambio, y como señala oportunamente la autora en la introducción de este glosario: "El proceso es realmente de redefinición", que ha de ser creadora, con perspectiva histórica y prospectiva pragmática. Esta "redefinición" constante permite la creatividad del lector, pues no en vano redefinir un problema es contemplarlo desde una nueva perspectiva en búsqueda de una solución creativa y una técnica de generación de nuevas ideas, junto a las llamadas "estimuladoras" y "distanciadoras" en la Psicología moderna de la creatividad.

Conservando la platónica capacidad de asombro —"Es muy propio del filósofo este sentimiento ("capacidad o disposición"): el asombrarse" (*Teeteto.* 155 d 3).— y la aristotélica tendencia al saber —"Todos los hombres por naturaleza aspiran (buscan, tienden) al saber". (*Metafísica* I,1, = 980ª.— y con imaginación sencilla, este glosario puede ser tan atractivo como se quiera. Cada uno puede remontarse al significado de cada término hasta donde desee y pueda, empezando por los de idea, definición y concepto, de tanta tradición en nuestro ámbito cultural, y sin olvidar con Aristóteles que sabio es el que domina una técnica, el que profesa la excelencia de un arte (*sophía... aretê tês téchnës,* E.N. 1141 a 12), y la actuación de los sabios, como señaló Jenófanes, "contribuye a engrosar los tesoros del pueblo".

Valentín Conde López
Catedrático de Psiquiatría de la
Facultad de Medicina de Valladolid
Abril, 1989

INTRODUCCIÓN Y AGRADECIMIENTOS

El vocabulario usado en un campo científico experimenta cambio y refinamiento continuos. Especialmente en una ciencia clínica dinámica como la psiquiatría, las definiciones se modifican para tener en cuenta la nueva información sobre la enfermedad y los progresos recientes en investigación. Cuanto más se conoce el uso del lenguaje se convierte más preciso, como lo hace también la aplicación de los criterios diagnósticos. A veces, el cambio da la falsa impresión de que se crean enfermedades o se eliminan síndromes, mientras que el proceso realmente es de redefinición. Dado que un glosario sirve para definir las palabras usadas en un campo particular el Glosario Americano de Psiquiatría *(The American Psychiatric Glossary)* experimenta una revisión periódica para mantener a sus usuarios al día con respecto a la terminología actual.

Este glosario incorpora la nomenclatura revisada del nuevo *Diagnostic and Statistical Manual (DSM III-R),* de la American Psychiatric Association. Los términos diagnósticos han sido ordenados y dispuestos en referencia cruzada, para permitir un uso fácil del glosario por parte de aquellos familiarizados con la nomenclatura más antigua.

Las palabras que aparecen en cursiva dentro de una definición están definidas en otro sitio en el glosario, permitiendo la comprobación cruzada conveniente. A veces la palabra en cursiva es catalogada alfabéticamente en una forma relacionada estrechamente. Por ejemplo, «psicótico» no está relacionada, pero *psicosis,* si lo está. En las tablas, las palabras que aparecen en negritas, están definidas en otro lugar de la tabla o en la relación alfabética del glosario.

El uso de los pronombres «él o ella», en un glosario, es inapropiado, ya que la brevedad es esencial. Por consiguiente, nosotros usamos el convencional «él» cuando se refiere a una persona de sexo no designado.

Nos ayudaron en la producción de este glosario y la edición anterior las contribuciones de muchos expertos en psiquiatría y campos afines. Nosotros estamos en deuda con todos ellos. Gracias especiales se deben dan a Martin Orne, M.D., Ph.D., por la tabla de *Términos de investigación;* a Steven Mirin M.D. y Roder Weiss, M.D. por la tabla de *Drogas de uso abusivo frecuente;* y a Ross Baldessarini, M.D., *Medicamentos usados en Psiquiatría.* Yo deseo agradecer también al distinguido panel de revisión editorial su apoyo y diligencia. Deseo agradecer especialmente a Robert J. Campbell, M.D. por su edición capaz y siempre solícita, de los artículos y definiciones de este editor.

Otros especialistas que contribuyeron con varias definiciones y consejo inestimable incluyen: Scott Aaronson, M.D., Richard I. Altesman, M.D., Leona Bachrach, Ph.D., Walter E. Barton, M.D., Arnold S. Berkman, Ph.D., Claire F. Berkman, Ed.D., Allan Beigel, M.D., Thomas C. Bond, M.D., Robert N. Butler, M.D., Enoch Callaway, M.D., Linn Campbell, M.D., Pietro Castelnuovo-Tedesco, M.D., Ronald Chen, M.D., Bruce Cohen, M.D., Ph.D., Jonathan O. Cole, M.D., Stanley R. Dean, M.D., John Donnelly, M.D., Nancy A. Durant, M.D., Norbert Enzer, M.D., Aristide Esser, M.D., Horacio Fabrega, Jr., M.D., Fred M. Frankel, M.D., Donald N. Haupt, M.D., Barbara Herrington, Ernest R. Hilgard, Ph.D., Edward M. Hundert, M.D., Phillip L. Isenberg, M.D., Richard R. Kilburg, Ph.D., Joel Klein, Esq, Henry Krystal, M.D., Alan Levenson, M.D., Don R. Lipsitt, M.D., Carolyn Maltas, Pf.D., Judd Marmor, M.D., Steven Matthysse, Ph.M., A. Louis McGarry, M.D., Harold

McPheeters, M.D., Lea Mesner, Sam Muszynski, Robert R. Nunn, M.D., William Offenkrantz, M.D., Lucy Ozarin, M.D., Louis Paul, M.D., Suzanne Quick, Ph.D., Edward Ritvo, M.D., John Romano, M.D., Lionel Rosen, M.D., Arthur Rosenberg, Esq, Alan F. Schatzberg, M.D., John M. Schneider, Ph.D., Victor Shashoua, Ph.D., Ronald Simons, M.D., Robert Spitzer, M.D., Thomas Stachnik, Ph.D., Irene Stiver, Ph.D., Samuel I. Stone, Ph.D., George E. Vaillant, M.D., Lawrence Van Egeren, Ph.D., Marilyn Verhey, R.N. Charles E. Wells, M.D., Arnold Werner, M.D., Janet B. Williams, M.S.W., Robert L. Williams, M.D., Bryan T. Woods, M.D., Henry H. Work, M.D.

Por su paciencia al mecanografiar y volver a mecanografiar muchas revisiones Carol Brown se merece también especial agradecimiento.

Evelyn M. Stone

A

abnormal anormal || En términos psicológicos, cualquier actividad mental o de la conducta que se desvía de las normas determinadas cultural o científicamente.

abreaction abreacción || Liberación emocional o descarga después de recordar una experiencia dolorosa que ha sido reprimida porque ello era intolerable *conscientemente.* A veces se produce un efecto terapéutico mediante la descarga parcial o desensibilización de las emociones dolorosas y a la introspección o perspicacia aumentada ("insight").

abstinence abstinencia || La privación voluntaria de alguna clase de placer; en el área del alcohol o de la drogadicción, estar sin la sustancia de la cual es dependiente el sujeto. El síndrome de abstinencia es equivalente a los *síntomas de retirada* y su aparición sugiere la presencia de dependencia fisiológica o *adicción.*

abstract attitude (categorical attitude) actitud abstracta (actitud categórica) || El funcionamiento cognoscitivo que incluye asumir un dispositivo mental voluntariamente; cambiar voluntariamente de un aspecto de una situación a otra; tener presente simultáneamente diversos aspectos de una situación; comprender los elementos esenciales de un todo, dividiéndolo en sus partes y aislándolos voluntariamente; planificar con anticipación ideacionalmente;

y/o pensar o realizar simbólicamente. Una característica de muchos trastornos psiquiátricos es la incapacidad de asumir la actitud abstracta o cambiar fácilmente de lo concreto a lo abstracto y al revés, de nuevo, como lo demanden las circunstancias.

abulia abulia || Falta de voluntad o motivación, a menudo expresada como la incapacidad de tomar decisiones. Ver *tabla de defectos neurológicos.*

abuse (child, elder, sexual, spouse) abuso (de niño, anciano, sexual, esposo) || Maltratar, atacar o lesionar. La forma más común de abuso es el maltrato del niño. Ver *niño maltratado.*

abused child niño maltratado || Un niño o lactante que ha sufrido lesiones repetidas, que pueden incluir fracturas de huesos, daño neurológico y psicológico y abuso sexual por parte de un padre, padres o sustitutos de los padres. El abuso tiene lugar repetidamente y es precipitado en el caso de abuso o maltrato físico a menudo por la conducta menor o insignificante, molesta y normal, del niño. El maltrato del niño incluye también abandono del niño.

acalculia acalculia || Ver *tabla de defectos neurológicos.*

accident-proneness propensión al accidente || Susceptibilidad a los accidentes basado en causas o motivaciones psicológicas.

accreditation autorización || Un proceso mediante el cual los hospitales y las instalaciones sanitarias son inspeccionadas y aprobadas por la *Joint Commission on Accreditation of Hospitals,* medido en relación normal establecido por la Comisión.

acetylcholine acetilcolina || Uno de los neutransmisores químicos presente normalmente en muchas partes del cuerpo, que capacita a las células nerviosas para hacer señales entre si.

acrophobia acrofobia || Ver *fobia.*

acting out paso al acto || Expresiones de conflictos emocionales *inconscientes* o sentimientos en acciones, más bien que en palabras. La persona no se da cuenta *conscientemente* del significado de tales actos. El paso al acto puede ser nocivo, o en situaciones controladas, terapéutico (p. ej. en la terapia de juegos de los niños). Se refiere especialmente al paso al acto de los deseos y emociones de *transferencia.*

actualization actualización || Realización del potencial completo de uno.

acute confusional state estado confusional agudo || (1) Una forma de delirio en la cual los síntomas más destacados son trastornos de la memoria y la orientación, generalmente con déficit de la memoria de corta duración y amnesia anterograda y retrogada y enturbamiento de la conciencia (claridad reducida del conocimiento del medio ambiente, con capacidad reducida para cambiar, enfocar y mantener la atención a los estímulos ambientales). Ver *trastorno mental orgánico.* (2) Una reacción de estrés agudo, común en la adolescencia, a los nuevos ambientes o nuevas demandas; desaparece generalmente a medida que la persona se adapta a su situación. Ver también *crisis de identidad.*

adaptation adaptación || Adecuar la conducta propia para satisfacer las necesidades del ambiente propio, lo cual implica a menudo una modificación de los impulsos, las emociones y las actitudes de uno mismo.

addiction adicción || Dependencia de una sustancia química hasta el extremo de que se establece una necesidad fisiológica y/o psicológica. Esto puede manifestarse por cualquier combinación de los siguientes síntomas: tolerancia, preocupación con la obtención y uso de la sustancia, uso de la sustancia a pesar de la previsión de probables consecuencias adversas, esfuerzos repetidos para cortar o controlar el uso de la sustancia, y síntomas de retirada, *abstinencia* o supresión cuando no se dispone de la sustancia o no es usada.

adjustment adaptación o ajuste || Modificación o acomodación funcional, a menudo transitoria, por la que uno puede adaptarse a si mismo mejor al ambiente inmediato o al yo interno de si mismo. Ver también *adaptación.*

adjustment disorder trastorno de adaptación o trastorno adaptativo || Una categoría de *DSM-III-R* para las reacciones desadaptativas a los acontecimientos o circunstancias identificables de la vida. Los síntomas se reducen a medida que disminuye el estrés o que la persona se adapta al estrés.

Adler, Alfred (1870-1937) || *Psiquiatra* vienés. Fundador de la escuela de psicología individual. Ver también *compensación, sobrecompensación* y *protesta masculina.*

administrative psychiatry Psiquiatría administrativa || Parte de la psiquiatría que tiene como objetivo la organización de los esfuerzos de muchas personas en la práctica clínica, en un programa o en un hospital u otras instalaciones, para suministrar cuidado y tratamiento. Su ambito específico está en el proceso de manejo formado por la interacción de la administración sanitaria, el cuidado clínico de los pacientes psiquiátricos, los elementos del programa y la organización de salud mental en si misma, con las actitudes, valores y sistemas de creencias del ambiente en el cual existe la estructura.

adolescence adolescencia || Un período cronológico de desarrollo que comienza con los procesos físicos y emocionales que conducen a la madurez sexual y psicosocial, alrededor de los 12 años de edad, y que termina en un momento vagamente definido cuando el individuo logra la independencia y productividad social. Este progreso está asociado con cambios físicos, psicológicos y sociales rápidos. Ver también *desarrollo psicosocial* y *desarrollo psicosexual.*

adrenergic adrenérgico || Se refiere a la activación neural por *catecolaminas* tales como la *adrenalina, noradrenalina* y *dopamina.* Ver también *sistema nervioso simpático, aminas biógenas* y *neurotransmisores.*

adrenergic system sistema adrenérgico || El sistema de órganos y nervios en el cual la epinefrina (adrenalina) es el neurotransmisor.

adverse effects efectos adversos || Ver *efectos secundarios.*

affect afecto || Experiencia subjetiva o vivencia de la emoción que acompaña una idea o representación mental. La palabra afecto se utiliza con frecuencia como un término genérico referido a sentimiento, emoción o talante. La manifestación externa de los sentimientos, el tono o el humor de una persona. Afecto y *emoción* son usados comunmente de modo intercambiables.

affect, flat afecto plano, embotamiento afectivo || Ausencia o casi ausencia de cualquier signo de expresión afectiva.

affective disorder trastorno afectivo || Trastorno en el cual el cambio o perturbación del humor es la manifestación primaria. Ver *depresión.*

aftercare cuidado ulterior o postcura || Programa de rehabilitación después de la hospitalización, diseñado para reforzar los efectos de la terapia y para ayudar el paciente a adaptarse a su ambiente.

aggression agresión || Acción enérgica física, verbal o simbólica. Puede ser apropiada y autoprotectora, incluyendo una arrogancia sana, o inapropiada, como en la conducta hostil o destructiva. Puede ser dirigida también hacia el ambiente, hacia otra persona o *personalidad,* o hacia el uno mismo, como en la *depresión.*

aging envejecimiento || Pauta característica de los cambios de la vida que ocurren normalmente en los seres humanos, las plantas y los animales a medida que se hacen viejos. Algunos cambios por la edad comienzan en el parto y continuan hasta la muerte; otros cambios comienzan en la madurez y terminan en la muerte.

agism decrepitud || Estereotipo sistemático de y discriminación contra las personas ancianas, para crear distancia de la difícil situación social de las personas mayores y para evitar los miedos primitivos de envejecimiento y muerte. Se distingue de gerontofobia, un miedo patológico específico a las personas mayores y al envejecimiento.

agitated depression depresión agitada || Un trastorno depresivo mayor, grave, en el cual la agitación psicomotora es manifiesta: anteriormente conocido como *melancolía involucional.* Ver *depresión.*

agitation agitación || Actividad motora excesiva, generalmente sin propósito y asociada con tensión interna. Ejemplos: incapacidad de estar sentado quieto, intranquilo, dando pasos, retorciendo las manos, o quitándose la ropa.

agnosia agnosia || Incapacidad de comprender el impacto o la significación del estímulo sensorial. Ver *tabla de defectos neurológicos.*

agonist agonista || En farmacología, una sustancia que promueve una respuesta biológica mediadia por receptor (contrastar con *antagonista*).

agoraphobia agorafobia || Ordinariamente, miedo de dejar el ambiente familiar del hogar de uno. En el *DSM-III-R,* es casi siempre una forma de *trastorno de pánico* mas bien que una *fobia.*

AIDS SIDA || Síndrome de inmunodeficiencia adquirida; un conjunto de trastornos tales como el sarcoma de Kaposi (SK) e infecciones oportunistas a las cuales el sujeto es anormalmente vulnerable debido al colapso del sistema inmunitario de defensa. La causa es un retrovirus, el virus tipo III de los linfocitos T humanos (HTLV-III) o VIH (virus de la inmunodeficiencia humana), el cual infecta y suprime al linfocito T-4, la célula focal del sistema inmunitario. También ataca directamente tipos específicos de células en el sistema nervioso central y los pulmones (y quizás también en otros tejidos). Aproximadamente el 70 por ciento de los casos han ocurrido en varones homosexuales y bisexuales, y alrededor del 25 por ciento en varones y hembras drogadictos intravenosos. No hay tratamiento conocido y la tasa de mortalidad es alta. Más del 40 por ciento de los pacientes de SIDA, presentan complicaciones neurológicas en algún momento en su enfermedad. La disfunción más común del SNC es una encefalopatía generalizada o leucoencefalopatía multifocal progresiva (LMP), que incluye la demencia como una característica dominante. Menos frecuentemente, la disfunción es debida a lesiones focales bien definidas, incluyendo infecciones oportunistas por el Toxoplasma gondii, el cual puede invadir el tejido nervioso y dar lugar a convulsiones o alteraciones más sutiles en la actividad mental y la conducta. También se han descrito casos que presentan un cuadro de psicosis aguda sin demencia. Mielopatía y neuropatía periférica son complicaciones neurológicas. La demencia por SIDA comienza característicamente con concentración deteriorada y pérdida de memoria ligera y es diagnosticada erroneamente a menudo como depresión «reactiva» o como una respuesta psicológica a la amenaza de muerte inminente. La situación evoluciona durante un período de varias semanas, o meses hacia una afectación cognitiva global grave.

Los signos motores, incluyendo una hiperreflexia generalizada y tono aumentado, puede acompañar a la demencia y algunos pacientes desarrollan un andar espástico-atáxico o una franca paraparesia. Ver *demencia.*

ailurophobia ailurofobia || Ver *fobia.*

akathisia acatisia || Intranquilidad motora que abarca desde de una sensación de inquietud interior localizada, a menudo en los músculos, hasta incapacidad de estar sentado quieto o estar tumbado tranquilamente; un efecto secundario de algunos *medicamentos antipsicóticos.* Ver también *tabla de defectos neurológicos.*

akinesia acinesia || Un estado de inhibición motora; movimiento voluntario reducido. Ver también *tabla de defectos neurológicos.*

akinetic mutism mutismo acinético || Ver *tabla de defectos neurológicos.*

Al-Anon || Una organización de parientes de alcohólicos que opera en muchas comunidades con la estructura filosófica y de organización de *Alcohólicos Anónimos,* para facilitar la discusión y resolución de problemas comunes.

Alateen || Una organización de preadolescentes de padres alcohólicos que opera en algunas comunidades con la estructura filosófica y de organización de *Alcohólicos Anónimos.* Suministra un ambiente en el cual los niños pueden recibir apoyo de grupo para lograr una mejor comprensión de los problemas de sus padres y métodos mejores para hacer frente a los mismos.

alcohol dependence (alcoholism) dependencia del alcohol (alcoholismo) || La dependencia física del alcohol caracterizado bien por tolerancia del agente o por desarrollo de fenómenos de *abstinencia* cuando cesa o se reduce la ingestión. Otros aspectos del síndrome son dependencia psicológica o deterioro en el funcionamiento social o vocacional. Ver también *drogodependencia.*

Alcohol, Drug Abuse, and Mental Health Administration (ADAMHA) Administración del abuso de drogas, alcohol y salud mental || Una agencia del Departamento de Salud y Servicios Humanos de los EE.UU., que suministra dirección, normas y metas del esfuerzo federal para asegurar el tratamiento y rehabilitación de las personas con alcoholismo, *drogadicción* y enfermedad mental. ADAMHA es responsable de administrar las subvenciones para fomentar y apoyar la investigación y la capacitación, a los individuos, las instituciones y las agencias, y los programas de servicio mediante bloques de ayuda a los estados.

National Institute on Alcohol Abuse and Alcoholism (NIAAA) || Un instituto dentro de ADAMHA, responsable de los programas para la prevención, control y tratamiento del abuso del alcohol y del *alcoholismo* y la rehabilitación de los individuos afectados.

National Institute on Drug Abuse (NIDA) || Un instituto dentro de ADAMHA, responsable de la prevención, control e investigación de las causas y el tratamiento de la adición a los estupefacientes y la *drogodependencia.*

National Institute of Mental Health (NIMH) Instituto Nacional de Salud Mental || Un instituto dentro de ADAMHA, responsable de los programas que tratan con la *salud mental.* La misión del NIHM consiste en mejorar la comprensión, el tratamiento y la rehabilitación del enfermo mental, prevenir la enfermedad mental y fomentar la salud mental del pueblo americano. Estos fines son efectuados ayudando a la investigación, generando y transmitiendo nuevos conocimientos, demostrando las nuevas tecnologías y guiando la norma sanitaria nacional.

alcohol withdrawal syndrome síndrome de abstinencia alcohólica || Ver *delirium tremens.*

alcoholic hallucinosis alucinosis alcohólica || Un trastorno mental orgánico que consiste en alucinaciones auditivas que se desarrollan poco tiempo después de la reducción o cese de beber, generalmente dentro de las 48 horas. La enfermedad comienza después del uso prolongado y grande del alcohol.

alcoholic psychoses psicosis alcohólica || Un grupo de *trastornos mentales* mayores, asociados con lesión orgánica cerebral y causada por el alcohol; en *DSM--III-R,* categorizada como trastornos mentales orgánicos producidos por el alcohol. Incluye el *delirium tremens,* el *síndrome de Wernicke-Korsakoff* y la *alucinosis alcohólica.*

Alcoholics Anonymous (AA) || Un grupo de alcohólicos abstinentes que ayudan colectivamente a otros alcohólicos, mediante un programa estructurado y el apoyo personal y de grupo. Ver también *Al-Anon* y *Alateen.*

alcoholism alcoholismo || Una enfermedad crónica manifestada por el beber repetido que produce daño a la salud o al funcionamiento económico y social propios.

Alexander, Franz (1891-1964) || *Psicoanalista* húngaro, profesor de *psicoanálisis* en la Universidad de Chicago; las contribuciones principales fueron en las áreas de la terapia analítica breve y la medicina *psicosomática.*

alexia alexia || Pérdida del poder de captar el significado de la palabra escrita o impresa y las frases. Ver *tabla de defectos neurológicos.* Ver también *dislexia.*

alexithymia alexitimia || Un trastorno de la función afectiva y cognoscitiva que abarca diversas entidades diagnósticas, pero es común en *trastornos psicosomáticas,* adictivos y *estrés postraumático.* La principal manifestación es la dificultad en describir o reconocer las emociones propias, con una vida de fantasía limitada y restricción general en la vida afectiva.

algophobia algofobia || Miedo al dolor. Ver *fobia.*

alienation alienación || La separación experimentada en ambientes culturales que uno considera como extraño, imprevisible o inaceptable. Por ejemplo, en el fenómeno de la *despersonalización,* los sentimientos de irrealidad y extrañeza producen un sentido de alienación del yo de uno o el ambiente. En las obsesiones, en las que hay un miedo de las *emociones* propias, la evitación de las situaciones que despierten emociones, y el esfuerzo continuado para mantener los sentimientos fuera de la conciencia, existe alienación de *afecto.*

alienist alienista || Término obsoleto para un *psiquiatra* que atestigua en un tribunal sobre la salud o capacidad mental de una persona. Ver también *tabla de términos legales.*

allied health professional profesional relacionado con la salud || Una persona con capacitación especial, que trabaja bajo la supervisión de un profesional médico, con responsabilidades relacionadas con el cuidado de un paciente.

alloplastic aloplástico || Ver *adaptación.*

Alzheimer's disease enfermedad de Alzheimer || En *DSM-III-R, demencia* degenerativa primaria del tipo Alzheimer; una enfermedad mental orgánica degenerativa con deterioro cerebral difuso y *demencia* progresiva. Los síntomas son similares a los de la *enfermedad de Pick.* Ver también *demencia senil,* tipo Alzheimer.

ambivalence ambivalencia || La coexistencia de *emociones,* actitudes, ideas, o deseos contradictorios con respecto a una persona, objeto, o situación particular. Ordinariamente, no es completamente consciente y sugiere psicopatología solamente cuando está presente en una forma extrema.

amencia amencia || Desarrollo subnormal de la mente, con especial referencia a las capacidades intelectuales.

American Board of Psychiatry and Neurology (ABPN) || Un grupo de dieciseis médicos (cinco de la *American Psychiatric Association,* cuatro de la American Neurological Association, tres de Section Council on Psychiatry de la American Medical Association, dos de la American Academy of Neurology y dos de Section Council on Neurology de la American Medical Association). Este grupo organiza, controla y dirige exámenes para determinar la competencia de los especialistas en psiquiatría, psiquiatría infantil, neurología y neurología con especial aptitud en neurología infantil.

American Journal of Psychiatry || La publicación científica mensual oficial de la *American Psychiatric Association.*

American Law Institute Formulation || Ver *tabla de términos legales.*

American Psychiatric Association (APA) || La organización profesional nacional más importante de los Estados Unidos para los médicos que se especializan en *psiquiatría.* Los miembros son de Canadá, América central y las islas del Caribe, y los miembros correspondientes son de otros países. Fundada en 1844 como la Association of Medical Superintendents of American Institutions for the Insane, la Asociación cambió su nombre por el de American Medico-Psychological Association en 1891 y adoptó su nombre presente en 1921. La asociación está gobernada por una junta de 19 consejeros elegidos, cuya función fundamental es formular y llevar a cabo las normas y programas de la Asociación y por una Assembly de District Branches que representa a los miembros, la cual puede aprobar o desaprobar, pero no revocar las acciones de la Board of Trustees. Numerosos consejeros, comités, comisiones y grupo de trabajo suministran los datos y las recomendaciones sobre las cuales basan sus deliberaciones los Consejeros y la Asamblea. La Asociación tenía más de 33.000 miembros a finales de 1986. Su oficina central está en 1400 K Street, N.W., Washington D.C. 20005.

amimia amimia || Un trastorno del lenguaje caracterizado por una incapacidad de gesticular o comprender el significado de los gestos. Ver también *trastornos del lenguaje* y *dificultades de aprendizaje.*

amines aminas || Compuestos orgánicos que contienen el grupo amino ($-NH_2$): de especial importancia en bioquímica y neuroquímica. Ver también *psiquiatría biológica* y *aminas biógenas.*

amino acids aminoácidos || Cualquier ácido orgánico que contiene uno o más grupos amino ($-NH_2$). Los aminoácidos son parte integrante de las proteinas y son precursores de los *neurotransmisores* del cerebro.

amnesia amnesia || Pérdida patológica de memoria; un fenómeno en el cual un área de experiencia se convierte en inaccesible al recuerdo *consciente.* Puede ser orgánica, emocional, o de origen mixto, y limitada a un período de tiempo exactamente circunscrito. Dos tipos son:

retrogade retrógrada || Pérdida de la memoria de los acontecimientos que preceden propiamente a la amnesia, y las condiciones presuntas que son responsables de ello.

anterograde anterograda || Incapacidad de formar nuevas memorias de los acontecimientos que siguen a tal situación.

amok amok || Ver *síndromes específico-culturales.*

amphetamines anfetaminas || Un grupo de sustancias químicas que estimulan el cortex cerebral; a menudo utilizadas de forma abusiva por los adultos y los adolescentes para controlar la fatiga normal y para inducir euforia. Usadas clínicamente para tratar el *síndrome hipercinético* y la *narcolepsia.*

amygdala amígdala || Parte de los ganglios basales, localizada en el techo del asta temporal del ventrículo lateral en el extremo inferior del núcleo caudado.

amyotrophic lateral sclerosis esclerosis lateral amiotrófica || Enfermedad de la *neurona* motora de etiología desconocida, caracterizada por degeneración progresiva de los tractos córtico-espinales y de las neuronas del asta anterior o las neuronas eferentes. Comunmente conocida como «enfermedad de Lou Gehrig».

anaclitic anaclítico || Literalmente, inclinado sobre. En terminología *psicoanalítica,* dependencia del lactante de la madre o sustituto de la madre por una sensación de bienestar (p. ej., satisfacción mediante la lactancia). Conducta normal en la infancia; patológica en años posteriores, si es excesivo.

anal character caracter anal || Un tipo de *personalidad* que manifiesta excesivo proceder metódico, tacañería y obstinación. En *psicoanálisis,* un modelo de conducta en un adulto que se cree se origina en la *fase anal* de la infancia entre uno y tres años. Ver también *desarrollo psicosexual.*

anal phase fase anal || Ver *desarrollo psicosexual.*

analgesia analgesia || Ausencia de apreciación de las sensaciones dolorosas.

analysand analizando || Un paciente en tratamiento *psicoanalítico.*

analysis análisis || Un sinónimo común por *psicoanálisis.*

analytic psychology Psicología analítica || El nombre dado por el *psicoanalista* suizo Carl Gustav *Jung* a su sistema teórico, el cual minimiza la influencia de los factores sexuales en los trastornos emocionales y subraya las influencias religiosas místicas, y una creencia en el inconsciente colectivo.

anamnesis anamnesis || La historia del desarrollo de un paciente y de su enfermedad, especialmente sus recuerdos.

anankastic personality personalidad anancástica || Sinónimo de personalidad *obsesivo compulsiva.* Ver *personalidad compulsiva* en *trastornos de la personalidad.*

ancillary care cuidados auxiliares || Servicios sanitarios distintos de los servicios profesionales, o los de la habitación y la comida del hospital; estos servicios pueden incluir medicación, laboratorio y servicios de terapia.

androgyny androginia || Una combinación de características de varón y hembra en una persona.

anesthesia anestesia || Ausencia de sensación; puede producirse por lesión nerviosa, medicamentos anestésicos, o procesos psicológicos tales como la *neurosis histérica,* tipo de conversión (ver en *neurosis* o *hipnosis*).

anhedonia anhedonia || Incapacidad para experimentar placer de las actividades que usualmente producen sensaciones de placer. Contrastar con *hedonismo.*

anima anima || En la psicología jungiana, el ser interior de una persona en oposición al carácter o *persona* presentado al mundo. Además, el anima puede ser el «alma» más femenina o el yo o si mismo interior de un hombre; el animus el alma más masculina de una mujer. Ver también *Jung.*

anniversary reaction reacción de aniversario || Una respuesta emocional a un acontecimiento anterior, que ocurre en el mismo momento del año que aquel acontecimiento. A menudo el acontecimiento implica una pérdida y la reacción acarrea un estado *depresivo.* La reacción puede variar de leve a grave y puede ocurrir en cualquier momento después del acontecimiento.

anomie anomia || Apatía, alienación y trastorno personal que resulta de la pérdida de las metas valoradas anteriormente. Durkheim popularizó este término cuando lo señaló como una razón principal para el suicidio.

anorexia nervosa anorexia nerviosa || Trastorno marcado por el rechazo grave y prolongado a comer, con pérdida de peso grave, amenorrea o impotencia, trastorno de la imagen corporal, y un inmenso miedo de convertirse en obeso. Se encuentra más frecuentemente en niñas y mujeres jóvenes. Puede estar asociado con bulimia.

anorgasmia anorgasmia || Incapacidad de obtener orgasmo.

anosognosia anosognosia || Ver *tabla de defectos neurológicos.*

Antabuse (disulfiram) Antabus (disulfiram) || Un medicamento usado en el tratamiento del *alcoholismo* para crear una respuesta aversiva al alcohol. Bloquea el metabolismo normal del alcohol y produce concentraciones sanguíneas aumentadas de acetaldehído, el cual causa reacciones muy desagradables, incluyendo enrojecimiento de la piel, palpitaciones cardíacas, respiración difícil, naúseas y vómitos. Con reacciones más graves, hipotensión, colapso cardiovascular, y algunas veces, pueden presentarse convulsiones.

antagonist antagonista || Un medicamento que reduce o bloquea la acción de otro medicamento. Por ejemplo, la *naloxona* bloquea la acción de la morfina compitiendo con ella en los receptores cerebrales y otros tejidos. Ocupando estos sitios, la naloxona previene que el estupefaciente se una con los receptores, y ejerza sus efectos. Contrastar con *agonista.*

antianxiety drugs medicamentos ansiolíticos || Ver *tabla de medicamentos usados en Psiquiatría.*

anticholinergic effects or properties efectos o propiedades anticolinérgicas || Interferencia con la acción de la acetilcolina en el cerebro y los sistemas nerviosos periféricos, por cualquier medicamento. En *psiquiatría*, el término se refiere generalmente a los efectos secundarios de los *medicamentos antipsicóticos, antidepresivos tricíclicos*, y *medicamentos antiparkinsonianos*. Los síntomas comunes de tales efectos incluyen sequedad de la boca, visión borrosa y estreñimiento.

antidepressant drugs medicamentos antidepresivos || Ver *tabla de medicamentos usados en Psiquiatría.*

antimanic drugs medicamentos antimaniacos || Ver *tabla de medicamentos usados en psiquiatría.*

antiparkinson drugs medicamentos antiparkinsonianos || Los agentes farmacológicos que mejoran los *síntomas* parecidos a los del Parkinson. En *psiquiatría*, estos agentes son usados para combatir los efectos desagradables semejantes a los del Parkinson y los *extrapiramidales* que pueden estar asociados con el tratamiento con fenotiazinas y otros medicamentos antipsicóticos.

antipsychotic drugs medicamentos antipsicóticos || Ver *tabla de medicamentos usados en Psiquiatría.*

antisocial personality personalidad antisocial || Ver *trastornos de la personalidad.*

anxiety ansiedad || Aprensión, tensión o desasosiego de la anticipación de peligro, la fuente de la cual es mayormente desconocida o no reconocida. Principalmente de origen intrapsíquico a diferencia del *miedo*, el cual es la respuesta emocional a una amenaza o peligro *conscientemente* reconocido y generalmente externo. Puede ser considerado como patológico cuando interfiere con la eficacia en la vida, el logro de las metas o satisfacciones deseadas o una comodidad emocional razonable.

anxiety disorder trastorno de ansiedad || Un trastorno en el cual la *ansiedad* es la característica más prominente. *DSM-III-R* clasifica los trastornos de ansiedad como sigue:

trastorno de pánico
 con agorafobia
 sin agorafobia
agorafobia sin historia de trastorno de pánico
fobia social
fobia sencilla
trastorno obsesivo compulsivo
trastorno de estrés post-traumático
trastorno de ansiedad generalizada

anxiety hysteria histeria de ansiedad || Un término *psicoanálítico* primitivo para lo que se llama ahora *neurosis fóbica* (ver en *neurosis*).

anxiety neurosis neurosis de ansiedad || Ver *en neurosis.*

anxiolytics ansiolíticos || Medicamentos que tienen un efecto contra la ansiedad y son usados ampliamente para aliviar la tensión emocional. Los medicamentos ansiolíticos usados más frecuentemente son las *benzodiacepinas.* Ver *tabla de medicamentos usados en psiquiatría.*

apathy apatía || Falta de sentimiento, emoción, interés o preocupación.

aphasia afasia || Pérdida de la capacidad para usar o comprender las palabras. Ver *tabla de defectos neurológicos.*

aphonia afonía || Incapacidad de producir sonidos de lenguaje normales. Puede ser debido a causas orgánicas o psicológicas.

apoplexy aplopejía || Ver *ictus.*

apperception apercepción || Percepción tal como es modificada y aumentada por las *emociones,* memorias y predisposiciones de uno.

apraxia apraxia || Ver *tabla de defectos neurológicos.*

arteriosclerosis arteriosclerosis || Ver *arteriosclerosis cerebral.*

artificial inteligence inteligencia artificial || El estudio de la *inteligencia* mediante el uso de ideas y métodos de computación cuyo fin nuclear es comprender los principios que hacen posible a la inteligencia.

assertiveness training capacitación de la aseveración || Un procedimiento mediante el cual se enseña a los sujetos, respuestas interpersonales apropiadas implicando expresión franca, honrada y directa de sus sentimientos, tanto positivos como negativos.

assimilation asimilación || Un término de *Piaget* que describe la capacidad de una persona para comprender e integrar nuevas experiencias.

association asociación || Relación entre ideas o emociones por contigüidad, continuidad, o semejanza. Ver también *asociación libre* y *estado mental.*

astereognosis astereognosia || Ver *tabla de defectos neurológicos.*

ataxia ataxia || Ver *tabla de defectos neurológicos.*

attachment apego || La conducta de un organismo que se relaciona de una manera asociativa o dependiente con otro objeto. Este apego se desarrolla durante los períodos críticos de la vida y puede extinguirse por la falta de oportunidad para relacionarse. Si esta separación ocurre antes que la maduración pueda suministrar el ajuste de adaptación, puede producirse una desviación de la personalidad.

attachement learning aprender por el apego || La teoría de que la presencia de alguien a quien nosotros estamos unidos emocionalmente, tiene un efecto especial sobre como aprendemos nosotros, especialmente en la infancia.

attention deficit disorder (ADD) trastorno por déficit de atención (TDA) || Una categoría en el *DSM-III-R* para un trastorno de la infancia caracterizado por cortos períodos de atención inapropiados en su desarrollo, escasa concentración y frecuente hiperactividad.

atypical atípico || Un adjetivo usado para describir variaciones raras o no características de un trastorno.

atypical psychoses psicosis atípica || En *DSM-III-R*, una categoría residual para las personas que tienen síntomas psicóticos, que no satisfacen los criterios de un trastorno mental específico. Ver también *psicosis*.

audit (medical audit, patient care audit) auditoría (auditoría médica, auditoría del cuidado del paciente) || Examen periódico y sistemático de los modelos del cuidado del paciente para valorar la calidad del tratamiento.

aura aura || Una sensación subjetiva, premonitoria (p. ej., un destello de luz) que a menudo avisa de un dolor de cabeza o convulsión inminente. Observado en la *migraña* y la *epilepsia*.

autism autismo || Un trastorno penetrante del desarrollo causado por un trastorno físico del cerebro, que aparece durante los tres primeros años de la vida. Los síntomas incluyen transtornos en las habilidades físicas, sociales y de lenguaje; respuestas anormales a las sensaciones; y modos anormales de relacionarse con las personas, objetos y acontecimientos.

autoeroticism autoerotitismo || Autogratificación sensual. Característico de un estado precoz de desarrollo emocional, pero no limitado a él. Incluye satisfacciones derivadas de toque genital, masturbación, fantasía y de fuentes orales, anales y visuales.

automatism automatismo || Conducta automática y aparentemente no dirigida, que no es *controlada* conscientemente. Observado en la *epilepsia* psicomotora.

autonomic nervous system (ANS) sistema nervioso autónomo (SNA) || La parte del sistema nervioso que inerva los órganos cardiovasculares, digestivos, de la reproducción, y respiratorios. Actua fuera de la conciencia y controla funciones sustentadoras de la vida, tales como el latido cardiaco, la digestión y la respiración. Incluye el *sistema nervioso simpático* y el *sistema nervioso parasimpático.*

autoplastic autoplástico || Ver *adaptación.*

autopsy, psychologic psicológica, autopsia || Ver *autopsia psicológica.*

aversion therapy terapia de aversión || Un procedimiento de *terapia de conducta* en el cual los estímulos asociados con conducta indeseable, son aparejados con un estímulo doloroso y desagradable, que produce la supresión de la conducta indeseable.

axon axon || La prolongación de las células nerviosas largas que conducen impulsos desde el cuerpo de la célula.

B

barbiturates barbitúricos || Medicamentos que deprimen las actividades del *sistema nervioso central;* usados principalmente para sedación o tratamiento de los trastornos convulsivos. Ver también *tabla de medicamentos usados en psiquiatría.*

basal ganglia ganglio basal || Masas de sustancia gris situadas profundamente dentro de cada hemisferio cerebral.

basic benefits beneficios básicos || En normas de seguros, el conjunto mínimo de beneficios que deben estar a la disposición de los pacientes.

battered child niño golpeado || Ver también *niño maltratado.*

Beers, Clifford W. (1876-1943) || Autor de «A mind that found itself» y fundador en 1909 del National Committe for Mental Hygiene, ahora la *Mental Health Association.*

behavior disorders of childhood trastornos de la conducta en la infancia || Un grupo de modelos de comportamiento que se presentan en la infancia y en la *adolescencia,* que son menos graves que las *psicosis,* pero más resistentes al tratamiento que los trastornos situacionales transitorios, debido a que ellos están más estabilizados e internalizados. Se caracterizan por actividad excesiva, falta de atención, timidez, sentimientos de rechazo, hiperagresividad, vergüenza o delincuencia. El niño que se marcha frecuentemente de casa o que miente persistentemente, roba, y molesta a otros niños de una manera hostil, se incluye en esta categoría.

behavior modification modificación de la conducta || Ver *terapia de la conducta.*

behavior therapy terapia de la conducta || Un modo de tratamiento enfocado sobre la modificación de la conducta observable y cuantificable, al menos en principio, por medio de la manipulación sistemática del ambiente y las variables de la conducta que se piensa están relacionadas funcionalmente con la conducta. Algunas técnicas de terapia de conducta son, *condicionamiento operante, modelado, economía de prendas o fichas, desensibilización sistemática, terapia de aversión,* e *implosión.* Ver también *retroalimentación.*

behavioral sciences ciencias de la conducta || El estudio del desarrollo del hombre, las relaciones interpersonales y los valores. Las ciencias de la conducta abarcan campos tales como *psiquiatría, psicología, antropología cultural, sociología* y *ciencia política.*

behaviorism conductismo || Un enfoque de la *psicología,* desarrollado primero por *John B. Watson* quien rechazó la noción de estados mentales y redujo todos los fenómenos psicológicos a respuestas neurales, musculares y glandulares. El conductismo contemporáneo también subraya el estudio de las respuestas observables, pero está dirigido hacia la conducta general más bien a que los actos discretos. Incluye acontecimientos privados tales como sentimientos y *fantasías* hasta el extremo que estos pueden ser observados y medidos directamente.

behavioural neurology neurología de la conducta || La rama de la neurología que se ocupa de funciones, tales como el lenguaje, la memoria, y la actividad motivada o con propósito, o el *afecto.*

benzodiazepines benzodiacepinas || El nombre genérico de un grupo de medicamentos que tienen acción hipnótica y sedante potente. Ver también *tabla de medicamentos usados en psiquiatría.*

bereavement duelo || Sentimientos de privación, desolación y aflición por la pérdida de un ser querido.

bestiality bestialidad || Zoofilia; relaciones sexuales entre un ser humano y un animal. Ver también *parafilia.*

biochemistry bioquímica || La química de los organismos vivos y de los cambios que ocurren en ellos.

biofeedback bioretroalimentación || El uso de instrumentos para suministrar información (retroalimentación), sobre las variaciones de uno o más de los procesos fisiológicos propios del sujeto, no percibidos ordinariamente, p.ej. actividad de las ondas cerebrales, tensión muscular o presión arterial. Tal retroalimentación durante un período de tiempo puede ayudar al sujeto a aprender a controlar ciertos procesos fisiológicos, incluso si él es incapaz de expresar claramente como fue logrado el aprendizaje.

biogenic amine hypothesis hipótesis de las aminas biógenas || El concepto de que las anormalidades en la fisiología y el metabolismo de las *aminas biógenas,* especialmente las *catecolaminas (norepinefrina* y *dopamina)* y una indolamina *(serotonina),* están implicadas en la patogenia de ciertas enfermedades psiquiátricas. El concepto fué derivado originalmente del descubrimiento casual que los *inhibidores de la monoaminooxidasa* y ciertos medicamentos tricíclicos tenían propiedades que elevaban el humor y que estos agentes ejercían un efecto dramático sobre las funciones de la monoamina del cerebro. Los hallazgos según los cuales las *fenotiazinas* inhiben la actividad de la *dopamina* en el cerebro, apoya aun más esta teoría y sugieren que un trastorno del metabolismo de la dopamina puede estar implicado en la etiología de la esquizofrenia. Trastornos en la actividad de la norepinefrina y la serotonina han sido implicados en la etiología de la *depresión* y la *manía.*

biogenic amines aminas biógenas || Sustancias orgánicas de interés debido a su posible papel en el funcionamiento del cerebro. Subdivididas en *catecolaminas* (p.ej. *adrenalina, dopamina, noradrenalina*) e *indoles* (p.ej. triptofano, *serotonina*).

biologic psychiatry psiquiatría biológica || Una escuela de pensamiento psiquiátrico que subraya las causas físicas, químicas y neurológicas de la enfermedad psiquiatríca y los enfoques de tratamiento. Ver también *tabla de escuelas de psiquiatría.*

biologic rhythms ritmos biológicos || Variaciones cíclicas en la función fisiológica y bioquímica, nivel de actividad y estado emocional. Los ritmos circadianos tienen un ciclo de alrededor de 24 horas; los ritmos ultradianos son más cortos que un día; y los ritmos infradianos pueden ser de semanas o meses.

bipolar disorder trastorno bipolar || Un trastorno afectivo importante, en el cual hay episodios tanto de *manía* como de *depresión;* anteriormente llamado psicosis maniaco depresiva, circular o de tipo mixto.

Una forma leve de trastorno bipolar es llamado a veces trastorno ciclotímico. El trastorno bipolar puede ser subdividido en tipos maniaco, depresivo, o mixto, sobre la base de los *síntomas* que se presentan realmente.

manic maniaco || Caracterizado por excitación, euforia, humor expansivo o irritable, hiperactividad, lenguaje acelerado, *fuga de ideas*, necesidad de sueño disminuida, distraimiento y juicio deteriorado. Los *delirios* consistentes en júbilo y grandiosidad pueden estar presentes.

depressed deprimido || Caracterizado por humor disminuido, pensar lento, movimiento o agitación reducido, pérdida de interés, *culpabilidad*, amor propio disminuido, trastornos del *sueño*, apetito reducido e ideas de suicidio.

mixed mixto || Caracterizado por síntomas concomitantes maniacos y depresivos.

bipolar 1 bipolar 1 || Un trastorno caracterizado por episodios *hipomaníacos* o maníacos de moderados a graves, que requieren tratamiento u hospitalización en el estado agitado. Estos pacientes generalmente tienen episodios recurrentes de *depresión*.

bipolar 2 bipolar 2 || Un trastorno caracterizado por *hipomanía* leve que generalmente no requiere tratamiento. Los pacientes pueden también tener episodios depresivos.

birth trauma trauma del nacimiento || Término usado por *Rank* para relacionar sus teorías de *ansiedad* y *neurosis* con lo que él creía ser el inevitable shock psíquico del nacimiento.

bisexuality bisexualidad || Originalmente un concepto de *Freud*, indicando una creencia según la cual los componentes de ambos sexos pueden encontrarse en cada persona. Hoy el término es usado a menudo para referirse a personas que son capaces de lograr el *orgasmo* con una pareja de cualquier sexo. Ver también *rol del género, homosexualidad.*

Bleuler, Eugene (1857-1939) || *Psiquiatra* suizo cuyas investigaciones sobre la *demencia precoz* le condujeron a establecer el concepto moderno de la *esquizofrenia.*

blind spot punto débil || Un área de la personalidad de una persona de la cual él es totalmente inconsciente, dado que el reconocimiento le causaría emociones dolorosas.

blocking bloqueo || Una obstrucción o interrupción repentina del flujo espontáneo del pensamiento o del lenguaje, percibido como una ausencia o privación del pensamiento.

blood-brain barrier barrera hematoencefálica || La barrera que evita que muchas moléculas y sustancias se difundan libremente o sean transportadas a los tejidos cerebrales desde la corriente sanguínea; actua como función protectora.

blood levels niveles sanguíneos || La concentración de un medicamento en el plasma, suero o sangre. En *psiquiatría*, el término se aplica más a menudo a los niveles de *carbonato de litio, antidepresivos tricíclicos* y *anticonvulsivos.* Las respuestas clínicas máximas a estos agentes han sido correlacionadas con rangos específicos de niveles sanguíneos. Ver también *ventana terapéutica.*

board-certified psychiatrist psiquiatra diplomado por la junta o comisión || Un *psiquiatra* que ha aprobado los exámenes efectuados por la *American Board of Psychiatry and Neurology*, y de ese modo es diplomado como un especialista médico en *psiquiatría.*

board-eligible psychiatrist psiquiatra elegible por la junta || Un *psiquiatra* que es aceptable para tomar parte en los exámenes de la *American Board of Psychiatry and Neurology;* un psiquiatra que ha completado un programa de capacitación de una residencia psiquiátrica aprobada.

body image imagen corporal || La sensación de la imagen y el cuerpo de uno mismo como es, presentada a los demás.

body language lenguaje corporal || La expresión de los sentimientos o pensamientos transmitidos por los movimientos del cuerpo de uno, la postura o las expresiones faciales, que tienen significado dentro del contexto en el cual aparecen. Ver también *cinesia.*

bonding vínculo || El apego y unidad de dos personas cuyas identidades son afectadas significativamente por sus interacciones mutuas. La vinculación se refiere a menudo al resultado del proceso de unión entre la madre y su hijo.

borderline límite y limítrofe || Ver *trastornos de la personalidad.*

bradykinetic syndrome síndrome bradicinético || Estado neurológico caracterizado por una lentitud generalizada de la actividad motora.

brain cerebro || La parte del sistema nervioso confinada en el cráneo; incluye el cerebro, el cerebro medio, el cerebelo, el puente y la médula.

brain disorders trastornos cerebrales || Ver *trastorno mental orgánico.*

brain electrical activity mapping (BEAM) planimetría de la actividad eléctrica del cerebro || Análisis realizado por ordenador y exposición de los estudios electroencefalográficos y de respuesta evocada. En los estudios de respuestas evocadas, se presenta al paciente un estímulo (p.ej. luz de linterna eléctrica), y las respuestas son registradas eléctricamente desde los electrodos del cuero cabelludo. Los ordenadores traducen la información en exposición coloreada, topográfica de la actividad eléctrica sobre la superficie del cerebro. Util en el diagnóstico de los trastornos convulsivos y parece ser útil en la busca de presentaciones psiquiátricas atípicas. Ver también *imagen del cerebro.*

brain imaging imagen del cerebro o iconología cerebral || Cualquier técnica que permite la visualización in vivo de la sustancia del sistema nervioso central. La mejor conocida de tales técnicas es la *tomografía axial computarizada* (TC) comunmente llamado el escáner (TAC). Sin embargo, dos nuevos métodos para obtener imagen del cerebro, la *tomografía de emisión de positrones* (TEP) y la *imagen por resonancia nuclear magnética* (IRM), estan basados en principios físicos diferentes, pero producen también una serie de imágenes de dos dimensiones (o «cortes») de las regiones del cerebro de interés. Un cierto número de otras técnicas relacionadas, tales como las ultrasónicas, la angiografía en sus diversas formas, el escaner de radionucleidos, las mediciones del flujo sanguíneo cerebral regional (FSCR), la *planimetría de la actividad eléctrica del cerebro* (BEAM) y sus variantes, e incluso el antiguo neumoencefalograma (PEG), suministran también imágenes de algún aspecto del sistema nervioso central, pero son generalmente más limitadas en las estructuras visualizadas o el grado de resolución, o algún otro parámetro, que la TC, TEP e IRM.

brain metabolism metabolismo cerebral || El proceso mediante el cual el cerebro sintetiza, degrada y altera sus células para la reparación y función.

brain stem tallo o tronco cerebral || El puente y la médula oblongada.

brain syndrome síndrome cerebral || Ver *trastorno mental orgánico.*

brain waves ondas cerebrales || Ver *electroencefalograma.*

Brawner decision decisión de Brawner || Ver *American Law Institute Formulation* en *tabla de términos legales.*

brief psychotherapy psicoterapia breve || Cualquier forma de *psicoterapia,* cuyo propósito está definido bien en términos del número de sesiones (generalmente no más de 15), o en términos de objetivos especificados; generalmente orientada hacia un fin, circunscrita, activa, enfocada y dirigida hacia un problema o *síntoma* específico.

brief reactive psychosis psicosis reactiva breve || Una categoría *DSM-III-R* para una psicosis que dura menos de una semana, con comienzo brusco después de estrés importante.

Brigham, Amariah (1798-1849) || Uno de los trece fundadores originales de la *American Psychiatric Association* (1844) y el fundador y primer editor de su revista oficial, ahora el *American Journal of Psychiatry.*

Briquet's syndrome síndrome de Briquet || Ver *trastorno de somatización.*

bruxism bruxismo || Rechinar los dientes; ocurre *inconscientemente* mientras que se está despierto o durante el estado 2 del *sueño.* Puede ser secundario o *ansiedad,* tensión o problemas dentales.

bulimia bulimia || Excesos episódicos de ingestión de alimento o líquido, generalmente más allá del control voluntario. Son característicos los vómitos y las purgas autoinducidas después de la comida, lo cual es una variedad del exceso de comida. La pérdida resultante de líquidos corporales y electrolitos, puede conducir a graves trastornos tales como las anormalidades del ECG y tetania. Observado a veces como un *síntoma* en la *anorexia nerviosa.*

burnout quemado || Una reacción de estrés que se desarrolla en personas que trabajan en un area de demandas laborales implacables. Los *síntomas* incluyen afectación o perturbación de los rendimientos laborales, fatiga, *insomnio, depresión,* susceptibilidad aumentada a la enfermedad física y dependencia del alcohol u otras drogas de uso abusivo para alivio temporal.

butyrophenones butirofenonas || Ver *tabla de medicamentos usados en psiquiatría.*

C

cannabis cannabis || Ver *tabla de drogas de empleo abusivo frecuente.*

capitation capitación || Una forma de pago prospectivo basada en el tamaño de la población cubierta. El suministrador de cuidado médico o grupo de suministradores, aceptan la responsabilidad de suministrar los servicios médicos necesarios por todos los miembros de un grupo específico, efectuandoseles un pago acordado a intervalos regulares. El pago se hace incluso si no se han dado servicios; pero el pago no es mayor que la cantidad acordada, incluso si se han suministrado mucho servicios.

care and protection proceedings procedimientos de cuidado y protección || Ver *tabla de términos legales.*

caregiver suministrador de cuidado || Cualquier persona implicada en la identificación o prevención de enfermedad o en el tratamiento o rehabilitación del paciente; incluye al psiquiatra y otros miembros del equipo tradicional de tratamiento, asi como los trabajadores de la comunidad y otros no profesionales.

castration castración || Eliminación de los órganos sexuales. En términos psicológicos, la pérdida imaginaria de los genitales. También usado figuradamente para denotar estado de *impotencia,* ineficacia, desamparo o derrota.

castration anxiety ansiedad de castración || Ansiedad debida a peligro o lesiones imaginarias de los genitales y/o del cuerpo. Puede estar producido por acontecimientos cotidianos los cuales tienen significado simbólico y parecen ser amenazantes, tales como la pérdida de un puesto de trabajo, la pérdida de un diente, o una experiencia de ridículo o humillación.

CAT scan escáner TAC || Ver *tomografía axial computarizada.*

catalepsy catalepsia || Una situación generalizada de reactividad disminuida, generalmente caracterizada por estados similares a los de trance. Puede ocurrir en trastornos psicológicos u orgánicos, o en la *hipnosis.*

catatonia catatonia || Inmovilidad con rigidez muscular o inflexibilidad y a veces excitabilidad. Ver también *esquizofrenia.*

catchment area área de captación || Un área geográfica en la cual tiene responsabilidad un programa o institución de salud mental para sus residentes.

catecholamines catecolaminas || Un grupo de *aminas biógenas* derivadas de la fenilalanina y que contienen el núcleo catecol. Algunas de estas aminas, tales como la *adrenalina,* la *noradrenalina* y la *dopamina,* son neurotransmisores y ejercen una influencia importante sobre la actividad del *sistema nervioso central.*

categorical attitude actitud categórica o categorial || Ver *actitud abstracta.*

catharsis catarsis || La liberación (terapéutica) saludable de las ideas mediante una «charla», del material *consciente* acompañada por una reacción emocional apropiada. También la liberación en la conciencia de material reprimido (esto es, «olvidado») del *inconsciente.* Ver también *represión.*

cathexis catexis || Apego o adhesión *consciente* o *inconsciente* de sentimientos emocionales y significación a una idea, un objeto o más frecuentemente, una persona.

causalgia causalgia || Una sensación de dolor quemante, de origen orgánico o psicológico. Ver también *trastorno somatofórmico.*

central nervous system (CNS) sistema nervioso central (SNC) || El cerebro y la médula espinal.

cephalalgia cefalalgia || Dolor de cabeza.

cerea flexibilitas flexibilidad cerea || La «flexibilidad cérea», a menudo presente en la *esquizofrenia* catatónica, en la cual el brazo o la pierna del paciente permanece en la posición en la cual es colocada.

cerebral arteriosclerosis arteriosclerosis cerebral || El endurecimiento de las arterias del cerebro que produce a veces un *trastorno mental orgánico* que puede ser o principalmente neurológico (p.ej., convulsiones, *afasia,* corea, atetosis, *parkinsonismo,* etc.), o primariamente psicológico (p.ej., torpeza intelectual, defectos de memoria, *labilidad* emocional, *delirios paranoides* y confusión), o una combinación de ambos.

cerebrovascular accident (CVA) accidente cerebrovascular (ACV) || Ver *ictus.*

character carácter || La suma de los rasgos de la *personalidad* relativamente fijos de una persona y los modos habituales de respuesta.

character analysis análisis del carácter || Tratamiento *psicoanalítico* dirigido a las defensas del carácter.

character defense defensa del carácter || Cualquier rasgo del carácter o la personalidad que sirve un propósito defensivo *inconsciente.* Ver también *mecanismo de defensa.*

character disorder (character neurosis) trastorno del carácter (neurosis de carácter) || Un trastorno de la personalidad manifestado por un modelo o patrón crónico, habitual, de mala adaptación de reacción que es relativamente inflexible, limita el uso óptimo de las potencialidades y provoca a menudo las respuestas del ambiente que el sujeto quiere evitar. En contraste con los síntomas de *neurosis,* los rasgos del carácter son típicamente *ego-sintónicos.* Ver también *personalidad.*

child abuse abuso del niño || Ver *niño maltratado.*

child analysis análisis del niño || Aplicación de los métodos y fines *psicoanalíticos* modificados, a los problemas de los niños para eliminar los impedimentos para el desarrollo normal de la personalidad.

childhood schizophrenia esquizofrenia infantil || Ver *esquizofrenia.*

chlorpromazine clorpromazina || Ver *tabla de medicamentos usados en psiquiatría.*

cholinergic colinérgico || Activado o transmitido por acetilcolina (p.ej., fibras de los nervios parasimpáticos). Ver también *sistema nervioso parasimpático.* Contrastar con *adrenérgico.*

chromosome 21 cromosoma 21 || El cromosoma implicado en el *síndrome de Down* (trisomía 21), el cual es debido con mayor frecuencia a la no disyunción del cromosoma 21, produciendo tres cromosomas mas bien que dos (y haciendo un total de 47 cromosomas, en vez del total normal de 46). En 1987, se comunicó que el defecto genético en el *Alzheimer* familiar esta localizado en el cromosoma 21, el mismo cromosoma del cual hay una copia extra en el síndrome de Down. Esto apoya la idea de que por lo menos una forma de Alzheimer es hereditaria, y que puede ocurrir un defecto genético similar tanto en el síndrome de Down como en el de Alzheimer familiar.

chromosomes cromosomas || Estructuras microscópicas, intranucleares, que llevan los *genes.* La célula humana normal contiene 46 cromosomas, consistiendo en 23 parejas de cromosomas-22 pares de autosomas y un par de cromosomas sexuales.

chronic crónico || Que continua durante un largo período de tiempo o que recurre frecuentemente. Las situaciones crónicas a menudo empiezan de manera no llamativa y los síntomas son menos pronunciados que en las condiciones agudas.

chronobiology cronobiología || La ciencia o el estudio de los factores temporales en los estados y trastornos de la vida, tales como el ciclo de sonambulismo, los relojes y ritmos biológicos, etc.

circadian rhythms ritmos circadianos || Ver *ritmos biológicos.*

circumstantiality circunstancialidad || Modelo de lenguaje que es indirecto y retrasado en alcanzar su meta. Comparar con *tangencialidad.*

clanging clangor || Un tipo de pensamiento en el cual el sonido de una palabra, más bien que su significado, da la dirección a las asociaciones subsiguientes; retruécanos y rimas pueden sustituir la lógica y el lenguaje puede convertirse crecientemente en una *compulsión* sin sentido para asociar, y decrecientemente en un vehículo para la comunicación.

claustrophobia claustrofobia || Ver *fobia.*

climacteric climatérico || Período menopáusico en la mujer. Usado a veces para referirse al período de edad correspondiente en los hombres.

clinical psychologist psicólogo clínico || Ver *psicólogo.*

cluster suicides suicidios en grupo || Suicidios múltiples, generalmente en los adolescentes, en un período de tiempo y area circunscrito. Se piensa que tienen un elemento de contagio.

CME EMC || Ver *educación médica continuada.*

cocaine cocaina || Una droga estimulante que se presenta naturalmente y que se encuentra en las hojas de la planta de la coca *Erythroxylon coca*. Sus efectos sistémicos incluyen estimulación nerviosa, manifestado por garrulería, intranquilidad, excitación, ideas delirantes y un falso sentido de fuerza y capacidad mental aumentada.

cognition cognición || Un término general que comprende todos los diversos modos de conocer y razonar.

cognitive cognoscitivo || Se refiere al proceso mental de comprensión y entendimiento, juicio, memoria y razonamiento, en contraste con los procesos emocionales y volitivos. Contrastar con *conativo*.

cognitive development desarrollo cognoscitivo || Que comienza en la infancia la adquisición de la inteligencia, el pensamiento *consciente*, y las capacidades para resolver problemas. Una secuencia ordenada en el aumento en conocimiento, derivada de la actividad sensoriomotora, ha sido demostrada empiricamente por *Piaget*. Ver también *desarrollo psicosexual* y *desarrollo psicosocial*.

cognitive therapy terapia cognoscitiva || Un método de tratamiento especialmente para los trastornos depresivos, que subraya la nueva disposición de los procesos de mala adaptación de pensamientos, percepción y actitudes de una persona.

collective unconscious inconsciente colectivo || En la teoría de Jung, una porción del inconsciente común a todas las personas; también llamado «inconsciente racial». Ver *psicología analítica*, *Jung* e *inconsciente*.

coma coma || Un estado anormal de respuesta deprimida con ausencia de respuestas de adaptación a los estímulos táctiles, térmicos, propioceptivos, auditivos, olfatorios o verbales. Ver también *trastorno mental orgánico.*

combat fatigue fatiga de combate || Reacción física y emocional incapacitante, relacionada con combate militar. Paradójicamente, la reacción puede no incluir necesariamente la fatiga. Término especialmente frecuente en la Segunda Guerra Mundial, reemplazado ahora por trastorno de *estrés post-traumático* que se produce como consecuencia del combate militar.

commitment compromiso || Un proceso legal para admitir a una persona mentalmente enferma en un programa de tratamiento psiquiátrico. La definición legal y el procedimiento, varían de estado a estado, aunque generalmente requiere un procedimiento judicial. El compromiso puede ser también voluntario.

community mental health center (CMHC) centro de salud mental de la comunidad || Un sistema de suministro de servicio de salud mental autorizado por vez primera por el federal Mental Retardation Facilities and Community Mental Health Center Construction Act, de 1963, para proporcionar un programa global de cuidado de salud mental a los residentes de un *área de captación.* El CMHC es típicamente una instalación de la comunidad o una red de agencias afiliadas que sirve como un lugar para el suministro de los distintos servicios incluidos en el concepto de *psiquiatría de la comunidad.* Las regulaciones actuales que gobiernan el apoyo federal de los centros, requiere que ellos ofrezcan por lo menos diez servicios; pacientes ingresados, pacientes ambulatorios, hospitalización parcial, servicios de urgencia, consulta y educación, servicios especializados para los niños y los ancianos, servicios intermedios transitorios, servicios para el abuso de alcohol y drogas, ayuda para los tribunales y otras agencias públicas o de las administraciones y cuidado de seguimiento.

community psychiatry psiquiatría de la comunidad || Aquella rama de la *psiquiatría* relacionada con la provisión y suministro de un programa coordinado de cuidado de salud mental a los residentes de un área geográfica determinada, llamada *área de captación.*

compensation compensación || Un *mecanismo de defensa* que opera *inconscientemente* mediante el cual uno intenta suplir las deficiencias reales o imaginadas. También un proceso *consciente* mediante el cual uno hace esfuerzos para compensar defectos imaginados o reales de atributos físicos, de actuación, de pericias o psicológicos. Los dos tipos confluyen generalmente. Ver también *Adler, psicología individual* y *sobrecompensación.*

compensation neurosis neurosis de compensación || Enfermedad facticia, complicada por reclamaciones monetarias no resueltas.

competency to stand trial competencia para afrontar un juicio || Ver *tabla de términos legales.*

complex complejo || Un grupo de ideas asociadas que tienen un tono emocional intenso. Estas son en su mayor parte *inconscientes* e influyen significativamente las actitudes y las asociaciones. Ver también *complejo de Edipo.*

compulsion compulsión || Un impulso insistente, repetitivo, intruso y no deseado, para efectuar un acto que es contrario a los deseos o estándares ordinarios de uno. Dado que ello sirve como un sustituto defensivo de ideas y deseos *inconscientes* todavía más inaceptables, el fallo en realizar el acto compulsivo conduce a *ansiedad* manifiesta.

compulsive personality personalidad compulsiva || Ver *trastorno de la personalidad.*

computerized axial tomography (CAT scaning, CT) tomografía axial computarizada (escáner TAC, TC) || Una técnica para visualizar las estructuras anatómicas usando rayos X. Los objetos son expuestos a una serie de haces de rayos X sobre un solo plano, pero originados en diferentes puntos alrededor de un arco de 180 grados. Un algoritmo de ordenador reconstruye los datos de absorción de los haces de modo que exhibe una imagen de los valores de absorción en cada punto del plano. El proceso es repetido para cada plano a visualizar. Usado para las anormalidades anatómicas tales como ictus, tumor, atrofia cerebral, etc. Ver también *imagen del cerebro.*

conative conativo || Pertenece a los esfuerzos básicos de uno, tal como se expresan en la conducta y acciones; volitivo en contraste con *cognoscitivo.*

concordance concordancia || Ver *tabla de términos de investigación.*

concrete thinking pensamiento concreto || Pensamiento caracterizado por la experiencia inmediata, más bien que por abstracciones. Visto en personas que no han desarrollado nunca la capacidad de generalizar.

concussion concusión || Un deterioro de la función cerebral causada por una lesión en la cabeza. La velocidad y grado de recuperación depende de la gravedad de la lesión cerebral. Los *síntomas* pueden incluir dolor de cabeza, desorientación, parálisis, y en ocasiones pérdida de conciencia.

condensation condensación || Un proceso psicológico presente a menudo en los sueños, en el cual son fundidos dos o más conceptos en un símbolo único que representa los múltiples componentes.

conditioning condicionamiento || Establecimiento de nueva conducta como resultado de modificaciones psicológicas de respuestas a estímulos.

conditioning, operant condicionamiento, operante || Ver *condicionamiento operante.*

conditioning, respondent condicionamiento, respondiente || Ver *condicionamiento respondedor.*

confabulation confabulación || Ver *tabla de defectos neurológicos.*

confidentiality confidencialidad || El principio ético en virtud del cual un médico no puede revelar ninguna información revelada en el curso de la asistencia médica. Ver también *privilegio, comunicación privilegiada* en la *tabla de términos legales.*

conflict conflicto || Una lucha mental que surge por la operación simultánea de *impulsos* opuestos, disposiciones, demandas, exigencias externas (ambientales), o internas. Denominado *intrapsíquico,* cuando el conflicto está entre las fuerzas dentro de la personalidad; extrapsíquico, cuando está entre el yo y el ambiente.

confrontation confrontación || Una comunicación que deliberadamente invita a otro a autoexaminarse de algún aspecto del comportamiento, en la cual hay una discrepancia entre lo que se dice y lo que se hace.

confusion confusión || Orientación perturbada con respecto al tiempo, lugar o persona. Ver *delirio, demencia, estado mental, trastorno mental orgánico.*

congenital congénito || Literalmente, presente en el parto. Puede incluir situaciones que surgen durante el desarrollo fetal, o en el proceso del parto, asi como situaciones hereditarias o determinadas genéticamente. No se refiere a las condiciones que aparecen después del parto.

conjoint therapy terapia conjunta || Una forma de *terapia marital* en la cual un terapeuta ve a los conyuges juntos en sesiones comunes.

conscience conciencia || La parte moralmente autocrítica de los estándares o normas de conducta, actuación y juicios de valor de uno. Comunmente igualada con el *superego.*

conscious consciente El contenido de la mente o el funcionamiento mental del cual uno está percatado.

En neurología, despierto, alerta. Ver también *inconsciente.*

conservatorship conservativo || Ver *tabla de términos legales.*

constitution constitución || La dotación física y psicológica intrínseca de una persona; usada a veces con más precisión para indicar herencia física o potencial intelectual.

constitutional types tipos constitucionales || Constelaciones de características morfológicas y psicológicas, tal como se propusieron anteriormente por diversos eruditos. Galeno: tipos sanguíneo, melancólico, colérico y flemático; Kretschmer: tipos pícnico (robusto), asténico (esbelto), atlético y displásico (desproporcionado); Sheldon: tipos ectomorfo (delgado), mesomorfo (muscular) y endomorfo (grueso), basado en la relativa preponderancia de las capas externas, medias o interiores del tejido celular embrionario.

consultation liaison psychiatry consulta de psiquiatría de enlace || Un área de interés especial en psiquiatría general, que trata los aspectos interpersonales, psicológico y psicosociales de todo el cuidado médico, especialmente en el ambiente de un hospital general. El psiquiatra de enlace trabaja estrechamente con los médicos del personal médico-quirúrgico y el personal no médico, para intensificar el diagnóstico, el tratamiento y el manejo del paciente con una enfermedad considerada principalmente como enfermedad no psiquiátrica. La consulta puede ser con cualquier parte del sistema de cuidado médico que afecta al paciente y la familia.

Ello puede conducir en ocasiones a una recomendación o envío para psicoterapia más específica, pero más típicamente consiste en la intervención a corto plazo de un «equipo de enlace» con un planteamiento biopsicosocial de la enfermedad.

continuing medical education (CME) educación médica continuada (EMC) || Actividades educativas posgraduadas dirigidas a conservar, estar al día, y ampliar los conocimientos y pericias profesionales. Muchas organizaciones profesionales y juntas de autorización estatales, requieren participación en las actividades de EMC.

contract contrato || Compromiso explícito entre el paciente y el terapeuta para un curso de acción bien definido para lograr la finalidad del tratamiento.

control group grupo control || Ver *tabla de términos de investigación.*

conversion conversión || Un *mecanismo de defensa,* que actúa *inconscientemente,* por medio del cual los *conflictos intrapsíquicos* que por otra parte producirían *ansiedad,* se les da en su lugar expresión simbólica externa. Las ideas o impulsos reprimidos, y las defensas psicológicas frente a ellos son convertidas en una variedad de *síntomas* somáticos que afectan al sistema nervioso. Estos pueden incluir síntomas tales como parálisis, dolor, o pérdida de la función sensorial.

conversion disorder trastorno de conversión || Término *DSM-III-R* para la *neurosis histérica, tipo de conversión* (ver en *neurosis*).

conviction convicción || Una creencia firme y establecida.

convulsive disorders trastornos convulsivos || Principalmente los ataques centroencefálicos, el gran mal y el pequeño mal, y los ataques focales de la *epilepsia* jacksoniana y psicomotora. Estos trastornos cerebrales, con sus modelos *electroencefalográficos* característicos tienen que ser diferenciados de una variedad de otras situaciones fisiopatológicas en las cuales puede producirse un ataque convulsivo. Por ejemplo, tales convulsiones pueden seguir a la retirada del alcohol, los *barbitúricos* y una gran variedad de medicamentos; ellos pueden ocurrir también en la enfermedad cerebral vascular, tumor cerebral, absceso cerebral, *hipoglucemia,* hiponatremia, y muchos otros trastornos metabólicos o intracraneales.

coping mechanisms mecanismos de enfrentamiento || Modos de ajustarse al estrés ambiental, sin alterar las metas o propósitos de uno; incluye tanto mecanismos *conscientes* como *inconscientes.*

coprophagia coprofagia || Comer inmundicias o heces.

coprophilia coprofilia || Interés excesivo o morboso por la suciedad o las heces, o sus representaciones simbólicas.

correlation correlación || Ver *tabla de términos de investigación.*

counseling asesoramiento y consejo || Un recurso terapeútico de conversación y discusión, en el cual un individuo ofrece consejo o guía a otro, sobre problemas personales generales o particulares. El método es usado ordinariamente por los *psiquiatras*, los *asistentes sociales* y los sacerdotes.

counterphobia contrafobia || El deseo de buscar experiencias que son temidas *consciente* o *inconscientemente.*

countertransference contratransferencia || Las reacciones emocionales parcialmente *conscientes* o *inconscientes* del *psiquiatra* con respecto al paciente. Ver también *transferencia.*

couples therapy terapia de la pareja || Ver *terapia marital.*

crack crujido || Base libre o alcaloide de la cocaina. Ver también *tabla de drogas de uso abusivo.*

cretinism cretinismo || Un tipo de *retraso mental* y malformación del cuerpo causada por grave deficiencia de tiroides, no corregida en la lactancia y la infancia precoz.

cri du chat maullido || Síndrome de *retraso mental.* El nombre se deriva del grito parecido al de un gato, emitido por los niños con este trastorno, el cual esta causado por la supresión parcial del quinto cromosoma.

criminal responsability responsabilidad criminal || Ver *tabla de términos legales.*

crisis crisis || Un estado de desequilibrio psicológico; coyuntura decisiva en la vida de una persona.

crisis intervention intervención en crisis || Una forma de *psicoterapia* que subraya la identificación del acontecimiento específico que produjo el trauma emocional y usa métodos para neutralizar ese trauma. Usado a menudo en los servicios de urgencia.

cross-cultural psychiatry psiquiatría inter-cultural || El estudio comparativo de la *enfermedad mental* y la *salud mental* en diferentes sociedades, naciones y culturas. A menudo es usado como sinónimo de psiquiatría transcultural.

cross-dressing vestidos cruzados || Ver *transvestismo.*

cult culto || Un sistema de creencias y rituales basados en dogma o enseñanzas religiosas.

cultural anthropology antropología cultural || El estudio del hombre y sus obras o la conducta aprendida del hombre: tecnología, lenguajes, religiones, valores, costumbres, usos, creencias, relaciones sociales y vida familiar, y estructura. Similar a antropología social y *etnología.*

cultural psychiatry psiquiatría cultural || Una rama de la *psiquiatría social* que se ocupa del mentalmente enfermo en relación con su ambiente cultural. Los *síntomas* de conducta considerados como psicopatológicos en una sociedad pueden ser considerados como aceptables y normales en otra.

culture shock shock cultural || Sentimientos de aislamiento, rechazo y alienación experimentados por un individuo o grupo cuando es trasplantado de una cultura familiar a otra no familiar, p.ej., de un país a otro.

culture-specific syndromes síndromes específicos de cultura || Formas de comportamiento trastornado, específicas de ciertos sistemas culturales que no se ajustan a las entidades *nosológicas* occidentales. Los síndromes ordinariamente citados son:

Síndrome	*Cultura*	*Síntomas*
amok	Malaya	manía homicida indiscriminada aguda
koro	China, S.E. de Asia	miedo de la retracción del pene en el abdomen, con la creencia de que esto conducirá a la muerte
latah	S.E. de Asia	desorganización inducida por el susto, hipersugestibilidad, obediencia automática y *ecopraxia*
piblokto	Esquimal	ataques de gritos, llantos y correr desnudo a través de la nieve
windigo	Indios canadienses	*delirios* de estar poseídos por un monstruo caníbal (windigo), ataques de *depresión* agitada, miedos e impulsos *sádicos orales.*

CVA ACV || Accidente cerebro vascular. Ver *ictus.*

cyclothymic disorder trastorno ciclotímico || Una forma leve de *trastorno bipolar.*

D

Da Costa's sindrome síndrome de Da Costa || Astenia neurocirculatoria; «corazón de soldado».

day hospital hospital de día || Ver *hospitalización parcial.*

day residue residuo diurno || Cualquier elemento de un sueño que se deriva claramente de algún acontecimiento del día anterior. El residuo diurno es útil a menudo para descifrar el significado del sueño.

death instinct (Thanatos) instinto de muerte (Tánatos) || En la teoría freudiana, el impulso *inconsciente* hacia la disolución y la muerte. Coexiste y está en oposición con el *instinto* de vida (Eros).

decompensation descompensación || El deterioro de las *defensas* existentes, que conduce a una exacerbación de la conducta patológica.

defense mechanism mecanismo de defensa || Procesos intrapsíquicos *inconscientes* que sirven para suministrar alivio al *conflicto* y *ansiedad* emocional. Los esfuerzos *conscientes* son hechos frecuentemente por las mismas razones, pero los verdaderos mecanismos de defensa son inconscientes. Algunos de los mecanismos de defensa comunes definidos en este glosario son: *compensación, conversión, negación, desplazamiento, disociación, idealización, identificación, incorporación, introyección, proyección, racionalización, formación reactiva, regresión, sublimación* y *anulación.*

deficit defecto || Cantidad insuficiente o suministro inadecuado. En neurología se refiere a la incapacidad de efectuar (p.ej., una acción motora) debido a alguna interferencia a lo largo de la cadena de acontecimientos neurofisiológicos y neuroquímicos que se extiende entre *el estímulo y la respuesta.*

deinstitutionalization desinstitucionalización || Cambio en el sitio del cuidado de la salud mental de los ambientes tradicionales, institucionales, a los servicios basados en la comunidad. A veces llamado transinstitucionalización, debido a que a menudo simplemente cambia los pacientes de una institución (el hospital) a otra (tal como una prisión).

dejá vù dejá vù || Una paramnesia que consiste en la sensación o ilusión de que uno está viendo lo que ha visto ya antes.

delirium delirium || Un *trastorno mental orgánico* agudo caracterizado por confusión y *conciencia* alterada, posiblemente fluctuante, debido a una alteración del metabolismo cerebral que puede incluir *engaños, ilusiones* y/o *alucinaciones.* La situación es reversible, si la causa subyacente puede ser identificada y tratada. Puede evolucinar sin embargo a *demencia* o muerte. A menudo está presente *labilidad* emocional, que aparece típicamente como *ansiedad* y *agitación.* Contrastar con *demencia.*

delirium tremens delirium tremens || Un trastorno cerebral agudo y a menudo fatal (en el 10-15 % de los casos no tratados), causado por la retirada total o parcial de la ingestión excesiva de alcohol. Generalmente se desarrolla en 24-96 horas después del cese de la bebida. Los *síntomas* incluyen fiebre, temblores, ataxia y a veces convulsiones, ilusiones *aterradoras, engaños,* y *alucinaciones.* La situación es acompañada a menudo por deficiencias nutritivas. Es una urgencia médica. Contrastar con *alucinosis alcohólica.* Ver también *síndrome de Wernicke-Korsakoff.*

delusion delirio o delusión || Una creencia falsa firmemente mantenida a pesar de prueba obvia e incontrovertible de lo contrario. Además, la creencia no es aceptada ordinariamente por otros miembros de la cultura o subcultura de la persona. Ver también *trastorno delirante (paranoide).*

delusional depression depresión delirante || Trastorno depresivo grave caracterizado por pensamiento psicótico (p.ej., *delirios* o *alucinaciones*), asi como síntomas neurovegetativos. Catalogado en el *DSM--III-R* como depresión mayor, grave, con características psicóticas.

delusional (paranoid) disorder trastorno delirante (paranoide) || Una alteración mental caracterizada por un trastorno mental persistente, tal como *esquizofrenia, trastorno esquizofreniforme, trastorno del humor,* o *trastorno mental orgánico.* Las alucinaciones auditivas o visuales, si están presentes, no son prominentes. Los trastornos delirantes (paranoides) son generalmente subdivididos según el tema delirante predominante; erotomaniaco, de grandeza, celoso, persecutorio o somático.

dementia demencia || Un *trastorno mental orgánico* en el cual existe un deterioro de las capacidades intelectuales previamente adquiridas, de suficiente gravedad para interferir con el funcionamiento social u ocupacional. El trastorno de la memoria es el síntoma más prominente. Además, hay un deterioro del pensamiento abstracto, del juicio, del control de impulsos y/o cambio de la personalidad. La demencia puede ser progresiva, estática o reversible, dependiendo de la patología y la disponibilidad de tratamiento eficaz. Ver también *demencia senil.* Contrastar con *delirio.*

dementia praecox demencia precoz || Término descriptivo obsoleto para la *esquizofrenia.* Introducido por Morel (1860) y posteriormente popularizado por *Kraepelin.*

dementia, senile demencia senil || Ver *senil, demencia.*

demography demografía || El estudio de una población y aquellas variables que producen cambio en la población. Ver también *epidemiología.*

dendrite dendrita || Una rama de la célula nerviosa que recibe impulsos nerviosos que proceden del tronco de un nervio cercano.

denial negación || Un *mecanismo de defensa* que actua *inconscientemente,* usado para resolver un *conflicto* emocional y aliviar la *ansiedad* rechazando los pensamientos, sentimientos, deseos, necesidades o factores de la realidad externa que son *conscientemente* intolerables.

deoxyribonucleic acid (DNA) Acido desoxiribonucleico (ADN) || Sustancia química encontrada en los cromosomas dentro del núcleo de la célula; su estructura molecular contiene la información genética del organismo.

dependency needs necesidades de dependencia || Necesidades vitales de maternidad, amor, afecto, cobijo, o protección, seguridad, alimento, y cordialidad. Puede ser una manifestación de *regresión* cuando reaparecen abiertamente en los adultos.

dependent personality disorder trastorno de la personalidad dependiente || Trastorno caracterizado por una falta de autoconfianza, una tendencia a que otros asuman la responsabilidad de la vida de uno, y subordinar las necesidades y deseos de uno a la persona de las cuales uno es dependiente.

depersonalization despersonalización || Los sentimientos de irrealidad o extrañeza relacionados con el ambiente, el yo, o ambos. Ver también *neurosis* y *desrealización.*

depersonalization disorder (neurosis) trastorno de despersonalización (neurosis) || Término *DSM-III-R* para la *neurosis* de despersonalización (ver en *neurosis*).

depressed deprimido || Caracterizado por humor disminuido, pensar lento, movimiento o agitación reducido, pérdida de interés, *culpabilidad,* amor propio disminuido, trastornos del *sueño,* apetito reducido e ideas de suicidio.

depression depresión || Cuando se usa para describir un estado de *humor* o ánimo, la depresión se refiere a sentimientos de tristeza, desesperación y desaliento. Como tal, la depresión puede ser un estado de sentimiento normal. Las manifestaciones abiertas son sumamente variables y pueden ser *específicas de la cultura.* La depresión puede ser un *síntoma* obsevado en una diversidad de trastornos físicos o mentales, un *síndrome* de síntomas secundarios asociados a un trastorno subyacente, o un *trastorno mental* específico. Pensamiento enlentecido, anhedonia, actividad física propositiva o proposicional disminuida, culpabilidad y desesperanza, y trastornos de la alimentación y del sueño, pueden observarse comunmente en el síndrome depresivo. El *DSM-III-R* clasifica la depresión por la gravedad, la recurrencia y la asociación con *hipomanía* o *manía.* Otras clasificaciones dividen las depresiones en reactivas y endógenas, sobre la base de los precipitantes o los grupos de síntomas. En el *DSM-III-R,* un grupo de síntomas depresivos endógenos se considera como un episodio moderado o grave de un síndrome depresivo importante tipo melancólico. En *DSM-II* la depresión fué referida como *psicótica* cuando se produce daño funcional grave, pero en *DSM-III-R* la psicosis se refiere a la *comprobación* manejo o contacto con la realidad, manifestada por delirios o alucinaciones. La depresión en los niños se puede manifestar por rechazo de ir al colegio, *ansiedad,* reacción excesiva a la separación de las figuras paternas, conducta antisocial y molestias somáticas.

deprivation, emotional privación emocional || Falta de experiencia adecuada y apropiada interpersonal y/o ambiental, generalmente en los primeros años del desarrollo.

deprivation, sensory privación sensoria || Ver *sensorial, privación.*

depth psychology psicología profunda || La psicología de los procesos mentales *inconscientes.* También un sistema de *psicología* en el cual el estudio de tales procesos juega un papel importante, como en el *psicoanálisis.*

derealization desrealización || Un sentimiento de separación del ambiente propio. Puede estar acompañado por *despersonalización.*

dereistic irreal || Actividad mental que no está de acuerdo con la realidad, la lógica o la experiencia. Ver también *autismo.*

descriptive, psychiatry psiquiatría descriptiva || Un sistema de *psiquiatría* basado en el estudio de los factores externos fácilmente observables. Usado a menudo para referirse a las descripciones sistematizadas de enfermedad mental formulados por *Kraepelin.* Contrastar con *psiquiatría dinámica.*

desensitization desensibilización || Ver *desensibilización sistemática.*

designer drugs drogas de estafador || Drogas adictivas que son sintetizadas o fabricadas para producir los mismos efectos subjetivos que las bien conocidas drogas ilícitas. Dado que el proceso es una operación secreta, existe una gran dificultad en descubrir al fabricante, para comprobar las drogas con respecto a sus efectos adversos.

detachment separación || Una pauta de conducta caracterizada por reserva general en el contacto interpersonal; puede incluir intelectualización, negación y superficialidad.

determinism determinismo || La teoría según la cual la vida emocional propia, no se produce por el azar solamente, sino más bien por causas o fuerzas específicas conocidas o desconocidas.

detoxification desintoxicación || Tratamiento por el uso de medicación, dieta, descanso, líquidos y cuidado de enfermería para restaurar el funcionamiento fisiológico después de que ha sido gravemente trastornado por el uso excesivo de alcohol, *barbitúricos* u otras drogas *adictivas*.

developmental disorder trastorno del desarrollo || Un retraso o deterioro que se origina antes de la edad de 18 años, que se puede esperar que continue indefinidamente y que constituye un deterioro sustancial. La incapacidad puede ser atribuible al *retraso mental*, parálisis cerebral, *epilepsia* u otras situaciones neurológicas y puede incluir el *autismo*.

diagnostic diagnóstico || El proceso de determinar, a través del examen clínico y los análisis, la naturaleza de la enfermedad del paciente.

Diagnostic and Statistical Manual of Mental Disorders (DSM)

DSM I || La primera edición de la clasificación oficial de los trastornos mentales de la *American Psychiatric Association*, publicada en 1952.

DSM II || La segunda edición, publicada en 1968.

DSM III || La tercera edición, publicada en 1980.

DSM III R || La DSM III revisada, publicada en 1987.

diagnostic related groups (DRG) grupos de diagnósticos relacionados || Clasificación que representa 23 categorías diagnósticas importantes, que agregan a los pacientes en tipos de casos basados en el diagnóstico. Un grupo de diagnóstico relacionado, es un subgrupo de una categoría diagnóstica mayor.

differential diagnosis diagnóstico diferencial || La consideración de cual de dos o más enfermedades con síntomas similares, sufre el paciente.

differentiation diferenciación || El grado hasta el cual un individuo identifica el yo como separado o distinto de los demás.

disability (psychiatric) incapacidad (psiquiátrica) || Pérdida de capacidad o aptitud emocional o intelectual. Definida por el gobierno federal como «incapacidad para ocuparse en cualquier actividad retribuida sustancial debido a cualquier deterioro físico o mental medicamente determinable, la que se puede esperar dure o ha durado por un período continuado de no menos de 12 meses completos». Ver también *incapacidad del desarrollo.*

disconnection syndrome síndrome de desconexión || Término ideado por Norman Geschwind (1926-1984), para describir la interrupción de la información transferida de una región del cerebro a otra.

discordance discordancia || Ver *tabla de términos de investigación.*

disinhibition desinhibición || Libertad de actuar de acuerdo con los impulsos o sentimientos internos propios, con menos consideración a las restricciones impuestas por las normas culturales o el superego de uno; la eliminación de un constreñimiento inhibidor o influencia limitadora, como en el escape del comtrol cortical superior en la lesión neurológica o en la descarga incontrolada de los impulsos cuando un medicamento interfiere con la acción limitadora o inhibidora usual del *ácido gammabutírico* dentro del sistema nervioso central.

disorientation desorientación || Pérdida de conciencia de la posición del yo en relación con el espacio, el tiempo, u otras personas; confusión. Ver también *delirium* y *demencia.*

displacement desplazamiento || Un *mecanismo de defensa,* que actua *inconscientemente,* en el cual las emociones, ideas o deseos son transferidos de su objeto original a un sustituto más aceptable; a menudo usado para aliviar la *ansiedad.*

dissociation disociación || La fragmentación de los grupos de contenidos mentales del conocimiento consciente, un mecanismo central en la conversión histérica y los trastornos disociativos; la separación de una idea de su significación emocional y afecto, como se observa en el *afecto* inapropiado de los pacientes esquizofrénicos.

dissociative disorder trastorno disociativo || Clase de trastornos en *DSM-III-R,* en los cuales hay una alteración temporal repentina, en las funciones integradas normalmente de la *conciencia,* identidad o conducta motora, de modo que se pierde alguna parte de una o más de estas funcions. Incluye *amnesia* psicógena, *fuga* psicógena, *personalidad múltiple* y *trastorno de despersonalización.*

distractibility distractibilidad || Incapacidad de mantener la atención; cambiar de un área o tópico a otro por una mínima provocación. La distractibilidad puede ser una manifestación de deterioro orgánico o puede ser una parte de un trastorno funcional, tal como los estados de *ansiedad, manía* o *esquizofrenia.*

distributive analysis and synthesis análisis y síntesis distributiva || La terapia usada por la escuela psicobiológica de psiquiatría desarrollada por *Meyer;* supone una extensa investigación y análisis guiado y dirigida de la experiencia pasada del paciente, subrayando las ventajas y desventajas para hacer posible una síntesis constructiva. Ver también *psicobiología.*

Dix, Dorothea Lynde (1802-1887) || Destacada defensora americana del siglo diecinueve de la mejora del cuidado institucional del enfermo mental.

dizygotic twins gemelos dizigóticos || Gemelos que se desarrollan de dos óvulos fertilizados separadamente. También llamados gemelos fraternos.

DNA ADN || Ver *ácido desoxirribonucléico.*

dominance dominancia || Una predisposición a jugar un papel destacado o predominante cuando interactua con los demás. En *neurología* la tendencia (normal) de una mitad del cerebro a ser más importante que la otra al intervenir en diversas funciones (dominancia cerebral). En genética, la capacidad de un *gene* (gene dominante) de expresarse a si mismo en el *fenotipo* de un individuo, incluso cuando ese gene está emparejado con otro (gene recesivo), que se hubiera expresado a si mismo de un modo diferente.

dopamine dopamina || Un transmisor neurosináptico que se encuentra en el cerebro, específicamente asociado con algunas formas de *psicosis* y trastornos de movimientos anormales. Ver también *aminas biógenas.*

dopamine hypothesis hipótesis de la dopamina || Una teoría que intenta explicar la patogénesis de la *esquizofrenia* y otros estados psicóticos como debidos a un exceso de actividad de la *dopamina* en diversas áreas del cerebro. Esta teoría está basada en parte, en observaciones biológicas de que las propiedades antipsicóticas de medicamentos específicos pueden estar relacionados con la capacidad de bloquear la acción de la dopamina.

double bind doble enlace o vínculo || Interacción en la cual una persona pide una respuesta a un mensaje que contiene señales mutuamente contradictorias, mientras que la otra persona es incapaz de comentar sobre la incongruencia o de escapar de la situación.

double blind doble ciego || Ver *tabla de términos de investigación.*

double personality doble personalidad || Ver *personalidad múltiple.*

Down's syndrome síndrome de Down || Conocido tambien como trisomía 21, una forma común de *retraso mental* causada por una anormalidad *cromosómica;* anteriormente llamado mongolismo. Se reconocen dos tipos basados en la naturaleza de la anomalía cromosómica; el tipo de translocación y el tipo de no disyunción. Los hallazgos físicos incluyen ojos muy separados con aberturas oblicuas, cabeza pequeña con occipucio aplanado, articulaciones laxas, manos flácidas, orejas pequeñas y anomalías congénitas del corazón. Ver también *cromosoma 21.*

DRG based payments pagos basados en DRG || Ver *grupos de diagnósticos relacionados.*

drive impulso || Deseo básico, motivación, instinto; un término usado para evitar confusión con el concepto más puramente biológico de *instinto.*

drug abuse abuso de drogas || Ver *drogodependencia.*

drug dependence drogodependencia || Habituación, abuso y/o *adicción* a una sustancia química. En gran parte debido al ansia psicológica, la vida de la persona drogadicta se mueve alrededor de la necesidad del efecto específico de uno o más agentes químicos sobre el *humor* o el estado de la conciencia. El término incluye por tanto no solamente la adicción (lo que subraya la dependencia fisiológica), sino también el abuso de la droga (en el que el ansia patológica por las drogas parece no estar relacionado con la dependencia física). Ejemplos: alcohol, *opiáceos;* analgésicos sintéticos con efectos parecidos a la morfina; *barbitúricos,* otros *hipnóticos, sedantes* y algunos agentes ansiolíticos; *cocaina,* psicoestimulantes, marihuana; y *medicamentos psicotomiméticos.*

drug holiday descanso de medicamento || Supresión de un medicamento terapéutico durante un período de tiempo limitado. Se usa a veces como modo de evaluar la línea de conducta básica o como medio de controlar o minimizar la dosificación de los medicamentos psicoactivos y sus efectos secundarios.

drug interaction interacción medicamentosa || Los efectos de dos o más medicamentos que se toman simultaneamente y que producen una alteración de los efectos usuales de cada medicamento tomado solo. Los medicamentos interactuantes pueden tener un efecto potenciador o aditivo y pueden producirse efectos secundarios graves. Un ejemplo de interactuación de medicamentos es el alcohol y los medicamentos *sedantes* tomados juntos, lo que puede causar depresión *del sistema nervioso central.*

drug levels niveles de medicamento || Ver *niveles sanguíneos.*

drug tolerance tolerancia al medicamento || Uso repetido de alguna sustancia o medicamento, a menudo *estupefaciente,* de modo que se requieren dosis cada vez mayores para producir el mismo efecto fisiológico y/o psicológico obtenido anteriormente con una dosis más pequeña.

drug-induced parkinsonism (pseudoparkinsonism) parkinsonismo producido por medicamentos (pseudoparkinsonismo) || Un *síndrome reversible* que semeja a la enfermedad de Parkinson, producido por la acción bloqueadora de la *dopamina* de los medicamentos antipsicóticos. Los movimientos de hacer píldoras, son menos comunes que en el trastorno que se presenta naturalmente.

DSM DSM || Ver *Diagnostic and Statistical Manual of Mental Disorders;* Manual diagnóstico y estadístico de los transtornos mentales.

dummy mudo || Término británico para *placebo.*

Durham rule regla de Durham || Ver *tabla de términos legales.*

dyad diada || Una relación de dos personas, tal como la relación terapéutica entre médico y paciente en la *psicoterapia* individual.

dynamic psychiatry psiquiatría dinámica || El estudio de la *psiquiatría* desde el punto de vista de la motivación, subrayando tanto la significación psicológica como los instintos biológicos como fuerzas relevantes para comprender la conducta humana en la salud, así como en la enfermedad. Contrastar con *psiquiatría descriptiva.*

dynamics dinámicas || Ver *psicodinámica.*

dys- dis- || Ver *tabla de defectos neurológicos.*

dysarthria disartria || Ver *tabla de defectos neurológicos.*

dyscalculia discalculia || Ver *incapacidad de aprendizaje.*

dysgraphia disgrafía || Ver *incapacidad de aprendizaje.*

dyslexia dislexia || Incapacidad o dificultad para leer, incluyendo ceguera de las palabras y una tendencia a invertir las letras y las palabras en la lectura y la escritura. Ver también *incapacidad de aprendizaje* y *alexia* en la *tabla de defectos neurológicos.*

dysmnesia, dysmnesic syndrome dismnesia, síndrome dismnésico || Deterioro intelectual general secundario a defectos de memoria y orientación. Ver también *trastorno mental orgánico.*

dyspareunia dispareunia || Coito doloroso en la mujer.

dysphagia disfagia || Deglución difícil o dolorosa.

dysphonia disfonía || Trastorno del lenguaje debido a disfunción de las cuerdas vocales.

dysphoria disforia || Estado de ánimo o *humor* desagradable.

dyssocial behavior conducta disocial || La conducta de personas que no son clasificables como personalidades antisociales, pero que son predatorias y siguen prácticas criminales. Anteriormente llamadas personalidades sociopáticas. Ver también *trastornos de la personalidad.*

dysthymic disorder trastorno distímico || Ver *neurosis depresiva* en *neurosis.*

dystonia distonía || Espasmos musculares tónicos agudos, a menudo de la lengua, mandíbula, ojos y cuello, pero a veces de todo el cuerpo. A veces ocurren durante los primeros días de la administración de medicamento antipsicótico.

E

eating disorders trastornos de la alimentación || Marcada alteración en la conducta de comer. En *DSM-III--R,* los trastornos de la comida incluyen *anorexia nerviosa, bulimia, pica* y el trastorno de *rumiación* de la infancia.

echolalia ecolalia || Ver *tabla de defectos neurológicos.*

echopraxia ecopraxia || Repetición imitativa de los movimientos de otro. Observado algunas veces en la *esquizofrenia catatónica.*

ecology ecología || El estudio de la relación mutua entre las personas y su ambiente.

ecopsychiatry ecopsiquiatría || Concepto científico que describe la relación básica y aplicada entre los seres vivos y su ambiente. Se asume que su presencia o ausencia afecta la salud mental.

ECT TEC || Ver *tratamiento electroconvulsivante.*

ectomorphic ectomorfo || Ver *tipos constitucionales.*

educable educable || Capaz de lograr un nivel académico de cuarto o quinto grado; retrasado mental leve (C.I. 52 a 67).

EEG EEG || Ver *electroencefalograma.*

ego ego o "yo" || En la teoría *psicoanalítica,* una de las tres divisiones mayores en el modelo del aparato psíquico, siendo las otras el *ello* y el *superego* o "super-yo". El ego representa la suma de ciertos mecanismos mentales, tales como la percepción y la memoria, y *mecanismos de defensa* específicos. Sirve para mediar entre las demandas de los impulsos instintivos primitivos (el ello), de las prohibiciones paternas y sociales internalizadas (el superego o super-yo), y de la realidad. Los compromisos entre estas fuerzas logrados por el ego tienden a resolver el *conflicto* intrapsíquico y sirven una función ejecutiva y de adaptación. El uso psiquiátrico del término no debería ser confundido con el uso común, el cual connota egoismo o egolatría.

ego alien extraño al ego || Ver *ego-distónico.*

ego analysis análisis del ego || El estudio *psicoanalítico* intensivo y el análisis de los modos por los cuales el *ego* resuelve o intenta tratar con los *conflictos* intrapsíquicos, especialmente en relación con el desarrollo de los mecanismos mentales y la maduración de la capacidad para el pensamiento racional y la acción. El *psicoanálisis* moderno da más énfasis a las consideraciones de las operaciones defensivas del ego que lo hicieran las técnicas anteriores, las cuales subrayaban las fuerzas *instintivas* a un grado mayor.

ego boundaries límites del ego || Se refiere a la capacidad del ego intacto de diferenciar lo real de lo irreal.

egocentric egocéntrico || Centrado en si mismo.

ego-dystonic egodistónico || Aspectos de la conducta, pensamientos y actitudes de una persona, consideradas como repugnantes o no concordantes con la *personalidad* total. Contrastar, con *ego* sintónico.

ego ideal ideal del ego || La parte de la personalidad que comprende las aspiraciones y los objetivos del yo; generalmente ser refiere a la emulación *consciente* o *inconsciente* de figuras significativas con las cuales se ha identificado uno. El ideal del ego subraya lo que uno debería ser o hacer, en contraste con lo que uno no debería ser o hacer.

egomania egomanía || Ver *manía.*

ego psychology psicología del ego o psicología del yo || El estudio y la elucidación de aquellas funciones que cambian lentamente, conocidas como estructuras psíquicas, las cuales modelan, canalizan y organizan generalmente la actividad mental en modelos significativos y tolerables de experiencia. Las estructuras usuales referidas en este sentido son, memoria, lenguaje, locomoción, cognición, impulsión, represión, descarga, y la capacidad de tomar decisiones y hacer juicios.

ego strength fuerza del ego || Capacidad para retener la realidad y manejar las fuerzas del ego y el superego.

ego-syntonic egosintónico || Aspectos de la conducta, pensamientos y actitudes de una persona, consideradas como aceptables y concordantes con la *personalidad* total. Contrastar con *egodistónico.*

eidetic image imagen eidética || Imagen mental extraordinariamente vívida y aparentemente exacta; puede ser una memoria, *fantasía* o sueño.

ejaculatory incompetence (impotence) incapacidad eyaculadora (impotencia) || Incapacidad de alcanzar el orgasmo y eyacular durante el coito a pesar de erección adecuada.

elaboration elaboración || Un proceso *inconsciente* de expansión y embellecimiento del detalle, especialmente con referencia a un símbolo o representación en un sueño.

Electra complex complejo de Electra || Un término usado infrecuentemente para describir la relación patológica entre una mujer y un hombre basada en *conflictos* de desarrollo irresueltos, parcialmente análogo al *complejo de Edipo* en un hombre.

electroconvulsive treatment (ECT) tratamiento electroconvulsivo (TEC) || El uso de corriente eléctrica para inducir ataques convulsivos. Principalmente eficaz en el tratamiento de la *depresión.* Introducido por Cerletti y Bini en 1938. Las modificaciones son la electronarcosis, la cual produce estados parecidos al sueño, y la electroestimulación, la cual evita las convulsiones. Usado con anestésicos y relajantes musculares.

electroencephalogram (EEG) electroencefalograma (EEG) || Una representación gráfica (voltaje *versus,* tiempo) de los potenciales eléctricos del cerebro registrado mediante electrodos en el cuero cabelludo. Se usa para el diagnóstico de trastornos neurológicos y neuropsiquiátricos y en la investigación neurofisiológica. Algunas veces se usa intercambiablemente con electrocorticograma y registro profundo, cuando los electrodos están en contacto directo con el tejido cerebral.

electromyogram (EMG) electromiograma (EMG) || Un registro electrofisiológico de los potenciales musculares, que miden la cantidad y naturaleza de la actividad muscular en el sitio desde el cual se efectua el registro.

electroshock treatment (EST) tratamiento de electroshock (TES) || Ver *tratamiento electroconvulsivo* (TEC).

electrostimulation electroestimulación || Ver *tratamiento electroconvulsivo* (TEC).

elopement huida || La salida no autorizada de un paciente de una institución psiquiátrica.

EMG EMG || Ver *electromiograma.*

emotion emoción || Un estado de excitación determinado por un conjunto de sentimientos subjetivos, acompañado a menudo por cambios fisiológicos, los cuales le impelen a uno hacia la acción. Ejemplos son el miedo, la cólera, el amor, el odio, etc.

emotional disturbance perturbación o transtorno emocional || Ver *trastorno mental.*

emotional illness enfermedad emocional || Ver *trastorno mental.*

empathy empatía || Conocimiento intuitivo, incluyendo el sentido y la significación de los sentimientos, *emociones* y conducta de otra persona. Contrastar con *simpatía.*

encephalitis encefalitis || Inflamación aguda o crónica del cerebro causada por virus, bacterias, espiroquetas, hongos y protozoos. Durante la enfermedad se producen signos y *síntomas* neurológicos y diversos cambios mentales y de conducta, y pueden persistir. Ver también *encefalopatía* y *trastorno mental orgánico.*

encephalopathy encefalopatía || Cualquiera de las enfermedades metabólicas, tóxicas, neoplásicas o degenerativas del cerebro.

encopresis encopresis || Incontinencia de las heces.

endemic endémico || Ver en *epidemiología.*

endocrine disorders trastornos endocrinos || Trastornos de la función de las glándulas de secreción interna, los cuales pueden ser de origen metabólico y pueden estar asociados con factores emocionales o agravados por estos, produciendo trastornos mentales y de la conducta, además de signos físicos.

endogenous depression depresión endógena || Ver *depresión.*

endomorphic endomorfo || Ver *tipos constitucionales.*

endorphin endorfina || Una sustancia química producida naturalmente con acción parecida a la morfina; se encuentra generalmente en el cerebro y está asociada con el alivio del dolor. Puede ser la propia protección del cuerpo contra el dolor.

engram engrama || Una huella de la memoria; un proceso neurofisiológico que es responsable de la persistencia de la memoria.

enkephalin encefalina || Péptido opioide endógeno encontrado en el cerebro. Ver *endorfina.*

enuresis enuresis || Incontinencia de orina diurna y/o nocturna.

enzyme enzima || Un compuesto orgánico que interactua con un sustrato biologico para formar una nueva sustancia química, bien ordinariamente a través del proceso de síntesis o mediante degradación. Por ejemplo, la enzima *monoamina oxidasa* degrada las *aminas biógenas.*

epidemiology epidemiología || En *psiquiatría*, el estudio de la incidencia, distribución, prevalencia, y control de los trastornos mentales en una población dada. Los términos comunes en epidemiología son:

endemic endémico || Natural o restringido a un área particular.

epidemic epidémico || El brote de un trastorno que afecta a números significativos de personas de una población dada en cualquier momento.

pandemic pandémico || Que ocurre en un área muy amplia, en muchos países o universalmente. Ver también *incidencia, punto y período de prevalencia* en *tabla de términos de investigación.*

epilepsy epilepsia || Un trastorno neurológico caracterizado por crisis motoras o sensoriales periódicas o sus equivalentes, y acompañada a veces por una pérdida de conciencia o por ciertas manifestaciones equivalentes. Puede ser idiopática (sin causa orgánica conocida), o sintomática (debida a lesiones orgánicas).

Acompañada por descarga eléctrica anormal la cual puede ser observada en el EEG. Ver también *trastornos convulsivos.*

epileptic equivalent equivalente epiléptico || Fenómeno episódico, motor o sensorial, que puede experimentar una persona con epilepsia en vez de los ataques convulsivos.

Jacksonian epilepsy epilepsia jacksoniana || Episodios recurrentes de crisis convulsivas o espasmos sin pérdida de cinciencia, localizados en una parte o región del cuerpo; llamada así por el neurólogo J. Hughlings Jackson (1835-1911). Ver *epilepsia.*

major epilepsy (grand mal) epilepsia mayor (gran mal epiléptico) || Grandes crisis convulsivas con pérdida de conciencia y del control vegetativo.

minor epilepsy (petit mal) pequeño mal epiléptico o epilepsia menor (petit mal) || Crisis epilépticas no convulsivas o equivalente; puede estar limitado solamente a errores momentáneos de conciencia.

temporal lobe epilepsy epilepsia del lóbulo temporal || Un término antiguo, llamado ahora epilepsia parcial compleja. Implica trastornos periódicos recurrentes de la conducta. Generalmente originados en los lóbulos temporales, durante los cuales, el paciente efectúa movimientos que son a menudo repetitivos y altamente organizados pero de caracter semiautomático.

epinephrine epinefrina || Una de las *catecolaminas* segregadas por las cápsulas suprarrenales y por las fibras del *sistema nervioso simpático.* Es responsable de muchas de las manifestaciones físicas de miedo y ansiedad. También conocida como adrenalina.

epistemology epistemología || La teoría del conocimiento: el estudio de los métodos y fundamentos del conocimiento.

Erikson, Erik H. (1902-   ) || *Psicoanalista* profano nacido en Alemania y psicoanalista infantil, notable por su trabajo sobre el *desarrollo psicosocial;* autor de estudios importantes de Lutero y Ghandi.

erogenous zone zona erógena || Un área del cuerpo especialmente sensible a la excitación *erótica*, cuando es estimulada, especialmente las áreas oral, anal y genital. Llamada a veces zona erotógena.

erotic erótico || Relacionado *consciente* o *inconscientemente* con los sentimientos sexuales; relacionado sensualmente.

erotomania erotomanía || Ver *-manía.*

erythrophobia eritrofobia || Ver en *fobia.*

ESP PES || Ver *percepción extrasensorial.*

ethnology etnología || Ciencia que se ocupa de la división del género humano en razas y sus orígenes, distribución, relaciones y características.

ethology etología || El estudio científico de la conducta animal; también el estudio empírico de la conducta humana.

etiology etiología || La causa, especialmente con referencia a la enfermedad.

euphoria euforia || Un sentimiento exagerado de bienestar físico y emocional, generalmente de origen psicológico. Observado también en *trastornos mentales orgánicos* y en estados tóxicos, y producidos por drogas. Ver también *trastorno bipolar.*

event-related potential potencial relacionado con el acontecimiento || Actividad eléctrica producida por el cerebro en respuesta a un estímulo sensorial o asociado con la ejecución de una tarea motora, cognoscitiva o psicofisiológica. Ver también *potencial evocado* y *electroencefalograma.*

evoked potential potencial evocado || Actividad eléctrica producida por el cerebro en respuesta a cualquier estímulo sensorial; un término más específico que *potencial relacionado con el acontecimiento.* Ver también *electroencefalograma.*

executive ego function función ejecutiva del ego || Un término *psicoanalítico* para el manejo de los mecanismos mentales del ego con el fin de satisfacer las necesidades del organismo. Ver también *ego.*

exhibitionism exhibicionismo || Exposición de los genitales propios a persona(s) del sexo opuesto en situaciones socialmente inaceptables. Ver también *parafilia.*

existential psychiatry (existentialism) psiquiatría existencial (existencialismo) || Una escuela de *psiquiatría* desarrollada del pensamiento *psicoanalítico* ortodoxo; subraya el modo según el cual una persona experimenta el mundo fenomenológico y asume responsabilidad de la existencia. Filosóficamente es *holística* y autodeterminista, en contraste con los puntos de vista deterministas biológicos o culturales. Ver también *fenomenología* y *tabla de escuelas de psiquiatría.*

exogenous psychoses psicosis exógena || Ver *trastornos mentales orgánicos.*

experimental group grupo de experiencia || Un grupo cuyo principal propósito esta relacionado con compartir lo que quiera que ocurra de una manera espontánea.

expert witness testigo experto || Ver *tabla de términos legales.*

explosive personality personalidad explosiva || Un trastorno del control del impulso en el cual diversos episodios de explosiones graves de agresión relativamente no provocada, conducen a violencia sobre los demás o destrucción de la propiedad. No existe ningún *trastorno de la personaliad,* orgánico, epiléptico o cualquier otro, que pueda ser responsable de esta conducta. También llamado personalidad explosiva intermitente.

extinction extinción || El debilitamiento de una respuesta operante reforzada como resultado del cese del refuerzo o *reforzamiento.* Ver también *condicionamiento operante.* También la eliminación de una respuesta condicionada por presentaciones repetidas de un estímulo condicionado sin el estímulo no condicionado. Ver también *condicionamiento respondedor.*

extrapyramidal syndrome síndrome extrapiramidal || Una variedad de signos y *síntomas* que incluyen rigidez muscular, temblores, babeo, arrastrar los pies al andar, (parkinsonismo); intranquilidad *(acatisia);* posturas involuntarias peculiares *(distonia);* inercia motora *(acinesia),* y muchos otros trastornos neurológicos. Se producen por la disfunción del *sistema extrapiramidal.* Puede ocurrir como un efecto secundario reversible de ciertos medicamentos psicotrópicos, especialmente las *fenotiacinas.* Ver también *discinesia tardía* y *tabla de defectos neurológicos.*

extrapyramidal system sistema extrapiramidal || La porción del *sistema nervioso central* responsable de la coordinación e integración de diversos aspectos de la conducta motora o movimientos del cuerpo.

extrasensory perception (ESP) percepción extrasensorial (PES) || Percepción sin recurso al uso convencional de ninguno de los cinco sentidos. Ver también *telepatía.*

extroversion extraversión || Un estado en el cual la atención y las energías están mayormente dirigidas hacia fuera desde el yo, en oposición a la *introversión* en que lo están al interior, hacia el yo o el si-mismo.

F

factitious disorders trastornos facticios || Trastornos caracterizados por síntomas psicológicos o físicos que son provocados o fingidos. Ver también *síndrome de Munchhausen.*

factor analysis análisis factorial || Una técnica estadística que examina grupos de población para extraer pautas de grupo.

family therapy terapia familiar || Tratamiento de más de un miembro de una familia simultaneamente en la misma sesión. El tratamiento puede ser de apoyo, directivo o interpretativo. La asunción es que un *trastorno mental* en un miembro de una familia puede ser una manifestación de un trastorno en otros miembros y puede afectar las interrelaciones y el funcionamiento de estos.

fantasy fantasía || Una secuencia imaginada de acontecimientos o imágenes mentales, p.ej., ilusiones, que sirven para expresar *conflictos inconscientes,* para satisfacer deseos inconscientes, o para prepararse para acontecimientos futuros anticipados.

FDA FDA || Ver *Food and Drug Administration.*

fear miedo || Respuesta emocional y fisiológica desagradable a fuentes reconocidas de peligro, a distinguir de *ansiedad.* Ver también *fobia.*

feeblemindedness debilidad mental || Término obsoleto. Ver *retraso mental.*

femaleness femineidad || Características anatómicas y fisiológicas que se relacionan con las capacidades procreadoras y de crianza de la hembra. Ver también *femenino.*

feminine femenino || Un conjunto de conductas de papel social específicas para el sexo, no relacionadas con las funciones biológicas procreadoras y de alimentación. Ver también *identidad del género, papel del género* y *femineidad.*

fetishism fetichismo || Ver *parafilia.*

fixation fijación || La detención del desarrollo psicosocial; puede ser considerado patológico dependiendo del grado o intensidad.

flagellation flagelación || Un acto *sádico* o *masoquista* en el cual uno o ambos participantes logran excitación, generalmente erótica, al dar latigazos o recibirlos.

flexibilitas cerea flexibilidad cérea || Ver *cerea flexibilitas.*

flight of ideas fuga de ideas || Salto verbal de una idea a otra. Las ideas parecen ser continuas, pero son fragmentarias y determinadas por la casualidad o las asociaciones temporales. Algunas veces vista en el *trastorno bipolar.*

flooding (implosion) inundación (implosión) || Un procedimiento de *terapia de conducta* para las *fobias* y otros problemas que implican *ansiedad* por mala adaptación, en la cual los productores de ansiedad son presentados en formas intensas, bien en la imaginación o en la vida real. Las presentaciones continuan hasta que el estímulo no produce ya más ansiedad incapacitante.

folie à deux folie à deux || Una condición en la que dos personas estrechamente relacionadas, generalmente de la misma familia, comparten los mismos *delirios.* En *DSM-III-R* llamado trastorno psicótico inducido en reconocimiento del hecho clínico bien conocido de que no todos los dichos ejemplos implican delirios compartidos; ellos pueden ser también maniacos, depresivos, etc.

follow-up examination examen de seguimiento || Valoración clinica repetida después del alta del tratamiento del paciente, ingresado o ambulatorio.

Food and Drug Administration (FDA) || Una de un cierto número de administraciones de salud, dependientes del Assistant Secretary of Health del U.S. Department of Health, Education and Welfare (en abril de 1980, Department of *Health and Human Services*) para establecer estándares para la autorización, la venta y en general la salvaguarda del público por el uso de medicamentos y sustancias alimenticias peligrosas.

forensic psychiatry psiquiatría forense || Una rama de la *psiquiatría* que trata sobre asuntos legales relacionados con las enfermedades mentales. Ver también *tabla de términos legales.*

formal thought disorder trastorno formal del pensamiento || Ver *trastorno del pensamiento.*

formication formicación || La *alucinación* o *ilusión* tactil de que los insectos están arrastrándose por el cuerpo o debajo de la piel.

for-profit hospitals hospitales para beneficio || Hospitales propios y/o gestionados por médicos, otros individuos, o una corporación de negocios con el propósito de obtener un beneficio. También llamados hospitales de propiedad u hospitales poseidos por inversionistas.

free association asociación libre || En terapia *psicoanalítica,* verbalización espontánea, no censurada por el paciente, de todo lo que le viene a la mente.

free-floating anxiety ansiedad flotante libre || *Ansiedad* grave, generalizada, persistente, no adscrita específicamente a un objeto o acontecimiento particular y a menudo precursora de pánico.

Freud, Anna (1895-1982) || *Psicoanalista* austriaca e hija de Sigmund *Freud,* conocida por sus contribuciones al desarrollo de la teoría del *psicoanálisis* y sus aplicaciones al trabajo preventivo con los niños.

Freud, Sigmund (1856-1939) || Fundador del *psicoanálisis.* La mayoría de los conceptos básicos de la *psiquiatría dinámica* son derivados de sus teorías.

frigidity frigidez || Ver *disfunción orgásmica.*

fugue fuga || *Disociación* de la personalidad caracterizada por *amnesia* y que implica la huida física real del ambiente de costumbre o campo de *conflicto.*

functional funcional || En medicina, cambios del modo como actúa un sistema de órganos, que no son atribuidos a alteraciones estructurales conocidas. Ver también *trastorno funcional.*

functional disorder trastorno funcional || Un trastorno en el cual la actuación o funcionamiento de un órgano o sistema de órganos es anormal, pero no como resultado de cambios conocidos en la estructura.

fusion fusión || En el psicoanálisis, la unión de instintos y objetos.

G

GABA (gamma aminobutyric acid) GABA (ácido gamma-aminobutírico) || *Neurotransmisor* implicado en diversas situaciones psiquiátricas y neurológicas, más notablemente en la *enfermedad de Huntington.* Ver también *desinhibición.*

galvanic skin response (GSR) respuesta galvánica de la piel (RGP) || El cambio en la resistencia eléctrica de la piel en respuesta a diversos estímulos; una variable fácilmente medida, ampliamente usada en estudios experimentales.

Ganser syndrome síndrome de Ganser || Llamado a veces síndrome del sin sentido, síndrome de respuestas aproximadas, psicosis carcelaria o psicosis de prisión (p.ej., dos veces dos, es igual a cinco). Usado comunmente para caracterizar la conducta de los prisioneros que buscan, *consciente* o *inconscientemente,* equivocar a otros con respecto a su estado mental con el fin de conseguir una ventaja o escapar de la responsabilidad.

gatekeeper guardabarrera || Un *médico de cuidado primario,* o en ocasiones otro médico, al cual se le asigna una población asegurada definida y al que se le requiere suministrar todo el cuidado médico o autorizar el cuidado de otros especialistas, si es necesario, para el individuo asegurado.

gateway drugs drogas de entrada || Término ideado por Robert Dupont, Dr. Med., para describir las tres drogas que abren la puerta a la adicción: alcohol, cocaina y marihuana.

Gault Decision Fallo de Gault || Ver *tabla de términos legales.*

gender identity (core gender identity) identidad de género (identidad de la esencia de género) || El sentido interno de *masculinidad* o *feminidad* que identifica la persona como varón, hembra, o ambivalente. La diferenciación de la identidad de género tiene lugar generalmente en la lactancia y al comienzo de la infancia y es reforzada por los cambios hormonales de la pubertad. La identidad de género se distingue de la identidad sexual, la cual está determinada biológicamente. Ver también *rol de género; transsexual.*

gender role rol de género || La imagen que una persona presenta a los demás y a si mismo que afirma que él o ella es un niño o una niña, hombre o mujer. El rol de género es la declaración pública de *identidad de género,* pero los dos no coinciden necesariamente.

general paralysis (general paresis) parálisis general (paresia general) || Una forma de sífilis terciaria; un *trastorno mental orgánico* asociado en ocasiones, con otros signos neurológicos de afectación sifilítica del sistema nervioso. Detectable con pruebas de laboratorio de la sangre o del líquido cefalorraquídeo. Conocida a veces como PGD (parálisis general del demente) y PGP (parálisis general progresiva), términos obsoletos.

generalized anxiety disorder trastorno de ansiedad generalizada || Un término de *DSM-III-R* para la neurosis de ansiedad. Ver también *neurosis.*

genes genes || Las unidades fundamentales de la herencia. Compuestos de ADN (ácido desoxiribonucleico) y dispuestos en un orden lineal característico en los *cromosomas* dentro del núcleo de la célula. Ellos determinan el *genotipo* del individuo.

genetic counseling consejo genético || Consejo dado a una pareja que esperan ser padres, con respecto a la herencia de una situación patológica relacionada con la dotación genética de la pareja.

genetic endowment dotación genética || Los rasgos, potencialidades y las capacidades heredadas.

genetic marker marcador genético || Una característica o propiedad física observable, que identifica o esta asociada con una región específica del material genético (ADN); una señal molecular.

genetic(s) genético || En biología, perteneciente a los *genes* o a las características heredadas. También en *psiquiatría,* relativo al desarrollo histórico de los atributos o trastornos psicológicos de uno.

genital phase fase genital || Ver *desarrollo psicosexual.*

genotype genotipo || El grupo total de *genes* presente en el momento de la concepción, que produce la constitución genética. Ver también *fenotipo.*

geriatric psychiatry psiquiatría geriátrica || Una rama de la *psiquiatría* dedicada a los aspectos psicológicos del proceso de *envejecimiento* y los *trastornos mentales* de los ancianos.

geriatrics geriatría || Una rama de la medicina que trata sobre los procesos de *envejecimiento* y las enfermedades del ser humano anciano.

gerontology gerontología || El estudio del *envejecimiento.*

Gesell Developmental Schedules Programa o escala del desarrollo de Gesell || Ver *tabla de tests psicológicos.*

gestalt psychology psicología de la forma || Una escuela alemana de *psicología* que subraya una configuración perceptual total y las interrelaciones de sus partes componentes. Ver también *tabla de escuelas de psiquiatría.*

Gilles de la Tourette syndrome síndrome de Gilles de la Tourette || Un *síndrome* determinado geneticamente que comienza generalmente en la primera infancia, caracterizado por *tics* repetitivos, otros trastornos del movimiento, gruñidos incontrolados, sonidos ininteligibles, y en ocasiones obscenidades verbales. También conocido como síndrome de Tourette.

globus hystericus globo histérico || La sensación molesta de un bulto en la garganta. Ver también *neurosis histérica, tipo conversión,* en *neurosis.*

glossolalia glosolalia || Lenguaje en galimatías, o hablar en «lenguas extrañas».

grand mal grand mal || Ver *epilepsia*.

grandiosity grandiosidad || Creencia o pretensiones exageradas de la importancia o identidad de uno, manifestada a menudo por *delirios* de gran riqueza, poder, o fama. Ver también *trastorno bipolar* y *manía*.

grief aflicción || Respuesta emocional apropiada, normal, a una pérdida externa y conscientemene reconocida; es generalmente limitada en el tiempo y desaparece gradualmente. A distinguir de la *depresión*.

group dynamics dinámicas de grupo || Las interacciones e interrelaciones entre los miembros de un grupo de terapia y entre los miembros y el terapeuta. El uso eficaz de las dinámicas de grupo es esencial en el tratamiento de grupo.

group practice práctica de grupo || Una asociación formal de tres o más médicos, u otros profesionales sanitarios, que suministran servicios. Los ingresos se mezclan y reparten entre los miembros del grupo de acuerdo con planes previos.

group psychotherapy psicoterapia de grupo || Aplicación de técnicas *psicoterapeuticas* a un grupo, que incluye la utilización de interacciones de los miembros de grupo. Generalmente constituyen un grupo, seis a ocho personas y las sesiones duran típicamente 75 minutos o más.

groups grupos || Ver *grupo de sensibilidad; psicoterapia de grupo.*

guardianship tutela || Ver *tabla de términos legales.*

guilt culpabilidad || Emoción que se produce haciendo lo que uno concibe como erróneo, violando por consiguiente los preceptos del *superego;* produce sentimientos de inutilidad, y a veces de la necesidad de castigo. Ver también *vergüenza.*

H

habeas corpus habeas corpus || Ver *tabla de términos legales.*

halfway house albergue, alojamiento u hogar intermedio || Una residencia especializada para pacientes que no requieren hospitalización completa, pero que necesitan un grado intermedio de cuidado antes de volver a vivir independiente en la comunidad.

hallucination alucinación || Una percepción sensorial en ausencia de un estímulo externo real. Puede producirse en cualquiera de los sentidos.

hallucinogen alucinógeno || Un agente químico que produce *alucinaciones.* El término es usado sinónimamente con *psicotomimético.*

hallucinosis alucinosis || Una situación en la cual el paciente alucina en un estado de conciencia clara. Ver también *alucinosis alcohólica.*

haloperidol haloperidol || Ver *tabla de medicamentos usados en psiquiatría.*

Halstead-Reitan || Ver *tabla de tests psicológicos.*

Health and Human Services || Un departamento federal establecido en 1953 como Department of Health, Education, and Welfare para supervisar y coordinar las siguientes agencias: *Food and Drug Administration,* Office of Human Development, Public Health Service, Social Security Administration, *Alcohol, Drug Abuse and Mental Health Administration,* National Institutes for Health, Center for Disease Control, Health Care Financing Administration, Office of Children, Youth and Families and Office of Smoking and Health. En 1979, fue establecido un Department of Education separado y las agencias restantes se convirtieron en Department of Health and Human Services.

health maintenance organization (HMO) organización de conservación de la salud (OCS) || Una forma de práctica en grupo por médicos y personal de apoyo, para suministrar servicios de salud completos a un grupo inscrito de abonados, que pagan una prima fijada para pertenecer a él. El énfasis está en conservar la salud de los inscritos, asi como tratar sus enfermedades. La OCS debe incluir beneficios psiquiátricos para recibir apoyo federal.

hebephrenia hebefrenia || Ver *esquizofrenia, desorganizada.*

hedonism hedonismo || Conducta de busca de placeres. Contrastar con *anhedonia.*

helplessness desamparo || Incapacidad para actuar en el propio interés de uno; ineficacia de hacer un inpacto sobre el ambiente de uno para crear cambio.

heroin heroina || Un opiode ilícito (en los Estados Unidos de América del Norte), usado ordinariamente por los drogadictos. La heroina tiene capacidad de elevada dependencia física; inyectada generalmente por vía intravenosa.

heterogeneity heterogenidad || Semejanza en la estructura genotípica de los individuos, que se origina a través de la reproducción sexual.

HEW || Ver *Health and Human Services.*

5HIAA (5-hydroxy-indoleacetic acid) 5HIAA (ácido 5-hidroxi-indolacético) || Un metabolito importante de la *serotonina,* una *amina biógena* encontrada en el cerebro y otros órganos. Los defectos funcionales de la serotonina en el *sistema nervioso central* han sido relacionados con ciertos tipos de *trastornos afectivos mayores.*

histrionic histriónico || Ver *trastornos de la personalidad.*

holism holísmo || Un planteamiento para el estudio del individuo en su totalidad, más bien que como un agregado de características separadas fisiológicas, *psicológicas* y sociales.

homeostasis homeostasis || Procesos biológicos y psicológicos autoreguladores que mantienen el equilibrio del organismo.

homosexual panic pánico homosexual || Un ataque de *ansiedad* agudo y grave basado en *conflictos inconscientes* que implican la *identidad de género.*

homosexuality homosexualidad || Una atracción *erótica* preferente por los miembros del mismo sexo.

homosexuality, ego-dystonic homosexualidad ego-distónica || Un modelo continuado de manifiesta excitación homosexual, la cual es fuente de trastorno, dado que la persona implicada desea adquirir o incrementar los modelos de excitación que permiten iniciar o mantener las relaciones heterosexuales. El término ha sido eliminado como una entidad diagnóstica en el *DSM-III-R.*

homovanillic acid (HVA) ácido homovainílico (AHV) || Un metabolito principal de la *dopamina,* una *catecolamina* que se encuentra en el cerebro y otros órganos.

hormone hormona || Una sustancia química discreta segregada en los líquidos corporales por una glándula endocrina, la cual tiene un efecto específico sobre las actividades de otros órganos. Ver también *neurohormona.*

Horney, Karen (1883-1952) || *Psicoanalista* alemana que emigró a los Estados Unidos en 1932, se separó del pensamiento ortodoxo *freudiano* y fundó su propia escuela, subrayando los factores culturales que subyacen a las *neurosis.*

Hospital and Community Psychiatry || Una revista interdisciplinaria mensual de la *American Psychiatric Association.*

hostility hostilidad || Contacto agresivo real o amenazante, destructor en su intención.

hotline línea caliente || Servicio de ayuda telefónica para la intervención en las crisis, enfocado generalmente sobre asuntos tales como borracheras alcohólicas, suicidio, drogas, etc.

humiliation humillación || Sentido de deshonra y vergüenza experimentado a menudo en la *depresión.*

Huntington's disease (chorea) enfermedad de Huntington (corea) || Una enfermedad hereditaria y progresivamente degenerativa del *sistema nervioso central,* transmitida como un rasgo autosómico dominante. Comienza en la vida adulta y esta caracterizada por movimientos al azar (sacudidas, tumbos) de todo el cuerpo. Puede incluir deterioro mental progresivo y *psicosis.*

hyperactivity hiperactividad || En el DSM-III-R llamado *trastorno de defecto en la atención (ADD o TDA);* actividad motora excesiva, generalmente intencionada. Está asociada con frecuencia, pero no necesariamente, con tensión interna o un trastorno neurológico. Generalmente los movimientos son más rápidos que los de costumbre para la persona.

hyperkinetic syndrome síndrome hipercinético || Un trastorno de la infancia o la *adolescencia* caracterizado por hiperactividad, intranquilidad, distraibilidad, escaso tiempo de mantenimiento de la atención y dificultades en el aprendizaje y la función de percepción motora. Se cree que en algunos casos está asociado con *disfunción cerebral mínima. En DSM-III-R,* el término oficial es trastorno de defecto de la atención e hiperactividad y es clasificado como uno de los trastornos de conducta destructora.

hypersomnia hipersomnia || Excesiva cantidad de *sueño,* a veces con confusión al despertar.

hypertensive crisis crisis hipertensiva || El efecto, algunas veces fatal de la combinación de los *inhibidores de la monoaminooxidasa* con la *tiramina* en el alimento o con otras sustancias simpaticomiméticas (p.ej., remedios para la tos y gotas nasales).

hyperventilation hiperventilación || Exceso de respiración asociado a veces con *ansiedad* y marcado por reducción del óxido de carbono en la sangre, que produce desfallecimiento, mareos, hormigueo en las extremidades, palpitaciones y trastorno respiratorio.

hypesthesia hipestesia || Sensibilidad disminuida a los estímulos táctiles.

hypnagogic hipnagógico || Relacionado con el estado semiconsciente inmediatamente antes del sueño; puede incluir *alucinaciones,* las cuales no son de significación patológica.

hypnopompic hipnopómpico || Relacionado con el estado inmediatamente precedente al despertar; puede incluir *alucinaciones,* las cuales no son de significación patológica.

hypnosis hipnosis || Un fenómeno caracterizado por la capacidad de una persona de responder a sugerencias apropiadas cambiando la percepción o la memoria; generalmente asociada con la experiencia de conducirse involuntariamente. Los factores que determinan la respuesta del sujeto incluyen la naturaleza de la relación preexistente con el hipnotizador, las expectativas previas, las creencias, y las motivaciones concernientes a la hipnosis, y lo más importante, las diferencias caracterológicas e individuales.

hypnotic hipnótico || Cualquier agente que produce *sueño.* Aunque los *sedantes* y los *narcóticos* en dosis suficientes pueden producir sueño como un efecto accesorio, el término hipnótico se reserva apropiadamente para los medicamentos empleados principalmente para producir sueño.

hypochondriasis hipocondria || Un estilo de inadaptación crónico de relacionarse con el ambiente mediante preocupación con inquietudes y *síntomas* somáticos cambiantes, un miedo o convencimiento de que uno tiene una enfermedad física grave, busca de tratamiento médico, incapacidad de aceptar la tranquilización, y relaciones hostiles o dependientes con los *suministradores de cuidado* y la familia. En *DSM-III-R,* las hipocondriasis está clasificada como un *trastorno de somatización.*

hypoglycemia hipoglucemia || Nivel de azúcar en la sangre anormalmente bajo. Ver también *tratamiento de coma insulínico.*

hypomania hipomanía || Un estado psicopatológico y anormalidad del *humor* que se encuentra entre la *euforia* normal y la *manía.* Está caracterizado por optimismo ilusorio, apresuramiento en el lenguaje y la actividad, y una necesidad disminuida de sueño. Algunas personas muestran creatividad aumentada durante los estados hipomaníacos, mientras que otras muestran trastornos de juicio, irritabilidad e irascibilidad. Ver también *trastorno bipolar.*

hypothalamus hipotálamo || El centro principal en el cerebro anterior para la integración de las funciones viscerales que implican al *sistema nervioso autónomo.*

hysterical personality personalidad histérica || Ver *histriónico,* en *trastornos de la personalidad.*

hysterics histérico || Término profano para las explosiones emocionales incontroladas.

I

iatrogenic illness enfermedad iatrogénica || Una enfermedad producida inadvertidamente, agravada o inducida por la actitud del médico, la exploración, los comentarios o el tratamiento.

id ello || En la teoría *freudiana*, la parte de la personalidad que es la fuente *inconsciente* de los deseos no estructurados y los impulsos. Ver también *ego, superego.*

IDC-9 || Ver *clasificación internacional de las enfermedades.*

idealization idealización || Un mecanismo mental que opera *consciente* o *inconscientemente*, en el cual uno sobreestima un aspecto o atributo admirado de otro.

ideas of reference ideas de referencia || Interpretación incorrecta de incidentes casuales y acontecimientos externos, que tienen referencia directa con uno mismo. Puede alcanzar intensidad suficiente para constituir *delirios.*

idée fixe idée fixe || Idea fija. Usado en *psiquiatría* para describir un impulso *compulsivo*, una idea *obsesiva* o un *delirio.*

identification identificación || Un *mecanismo de defensa* que actua inconscientemente, mediante el cual una persona se modela o configura a si misma según alguna otra persona. La identificación juega un papel principal en el desarrollo de la personalidad propia y específicamente del *superego.* A diferenciar de la imitación o modelación del rol, el cual es un proceso *consciente.*

identity identidad || El papel global de una parsona en la vida y la percepción de su sentido del yo.

identity crisis crisis de identidad || Una pérdida del sentido de la identidad y la continuidad histórica del yo de uno mismo, e incapacidad de aceptar o adoptar el rol que uno percibe que es esperado por la sociedad; expresado a menudo por aislamiento, retirada, extremismo, rebeldía y negativismo y disparado típicamente por una combinación de aumento repentino en la fuerza de los *impulsos* instintivos en un medio de evolución social y cambio tecnológico rápidos. Ver también *desarrollo psicosocial.*

idiopathic idiopático || De causa desconocida.

idiot savant idiot savant || Una persona con enorme retraso mental que no obstante es capaz de realizar ciertas proezas notables en áreas intelectuales claramente circunscritas, tales como cálculo de calendario o resolver rompecabezas.

illusion ilusión || Una percepción equivocada de un estímulo externo real. Ejemplo: el susurro de las hojas es oído como el sonido de voces. Ver también *alucinación.*

imago imago || Un término usado por *Jung* para una imagen mental *inconsciente,* generalmente idealizada, de una persona importante en la historia precoz de uno.

immediate memory memoria inmediata || El recuerdo del material percibido dentro de los cinco segundos aproximadamente después de su presentación.

implosion implosión || Ver *inundación.*

impotence impotencia || La incapacidad de lograr o mantener una erección de suficiente calidad para efectuar un coito con éxito. Son descritos dos tipos por Masters y Johnson: en la impotencia primaria, nunca ha habido un acoplamiento sexual con éxito; en la impotencia secundaria, el fallo ocurre después de por lo menos una unión con éxito. Comparar con *disfunción orgásmica.*

imprinting impronta || Un término en *etología* que se refiere a un proceso similar al aprendizaje rápido o modelación de conducta que ocurre en momentos o períodos críticos en los estados muy precoces del desarrollo en los animales. No se ha establecido el grado hasta el cual ocurre la impronta en el desarrollo humano.

impulse impulso || Un esfuerzo psíquico; generalmente se refiere a un empuje o necesidad *instintivas.*

impulse disorders trastornos de los impulsos || Un grupo variado de trastornos no psicóticos, en los cuales el control del impulso es débil. La conducta impulsiva es generalmente placentera, irresistible y *egosintónica.* Los trastornos de impulso indicados en *DSM-III-R,* incluyen juego patológico, cleptomanía, piromanía, trastorno explosivo intermitente y tricotilomanía.

inappropiate affect afecto inoportuno o inapropiado || Una exhibición de emoción que no esta en armonía con la realidad.

incest incesto || Actividad sexual entre parientes consanguíneos, como padre-hija, madre-hijo o entre hermanos.

incidence incidencia || La frecuencia con la que se produce una enfermedad. Ver *tabla de términos de investigación.*

incompetency incompetencia || Ver *tabla de términos legales.*

incorporation incorporación || Un *mecanismo de defensa* primitivo, que actua *inconscientemente,* en el cual la representación psíquica de una persona, o partes de la persona, es ingerida figurativamente.

indigenous worker trabajador autóctono || Ver *suministrador de cuidado.*

individual psychology psicología individual || Un sistema de teoría, investigación y terapia psiquiátrica desarrollado por Alfred *Adler,* que acentua la *compensación* y la *sobrecompensación* para los sentimientos de inferioridad. Ver también *complejo.*

individuation individualización || Un proceso de diferenciación, que tiene por finalidad el desarrollo de la personalidad individual.

indolamine indolamina || Una de un grupo de aminas biógenas, p.ej., serotonina, que contiene un anillo indol y un grupo amina dentro de su estructura química.

indoles indoles || Un grupo de *aminas biógenas.*

industrial psychiatry psiquiatría industrial || Ver *psiquiatría laboral.*

infant psychiatry psiquiatría infantil || Un aspecto de la psiquiatría del niño que trata con el diagnóstico, el tratamiento y la prevención del funcionamiento psicológico de inadaptativo.

infantile autism autismo infantil || Ver *autismo.*

inferiority complex complejo de inferioridad || Ver *complejo.*

informed consent consentimiento informado || Permiso para un procedimiento médico basado en la comprensión de la naturaleza del procedimiento, los riesgos implicados, las consecuencias de negar el permiso, y los procedimientos alternativos. Ver también *tabla de términos legales.*

infradian rhythms ritmos infradianos || Ver *ritmos biológicos.*

inhibition inhibición || Evidencia comportamental de una defensa *inconsciente* frente a los impulsos *instintivos* prohibidos; puede interferir o restringir actividades específicas.

insane loco || Término obsoleto para *trastorno mental.*

insanity locura || Un término vago para *psicosis,* ahora obsoleto. Usado todavía, sin embargo, en contextos estrictamente legales tales como defensa de la locura. Ver también *tabla de términos legales.*

insanity defense defensa de la locura || Ver *tabla de términos legales.*

insecurity inseguridad || Un sentimiento de desamparo contra la ansiedad que se produce por la incertidumbre de los fines, ideales, capacidades y relaciones de uno.

insight intuición || Autocomprensión; el grado de comprensión de una persona del origen, la naturaleza y los mecanismos de sus actitudes de mala adaptación y conducta.

insomnia insomnio || Incapacidad de quedarse dormido, dificultad de permanecer dormido y/o despertarse pronto por la mañana.

instinct instinto || Un *impulso* innato. Los instintos humanos primarios incluyen la autoconservación, la sexualidad y —de acuerdo con algunos patrocinadores— la *agresión,* los *instintos del ego,* y los instintos de protagonista o sociales. *Freud* postuló también un *instinto de muerte.*

institutionalization institucionalización || El ingreso de un individuo en una institución, tal como una residencia, donde él o ella residirán durante un período extenso de tiempo o indefinidamente.

insulin-coma treatment tratamiento de coma insulínico || Inyección de grandes dosis de insulina en el paciente para producir *hipoglucemia* profunda (poca azúcar en la sangre), que produce *coma.* Usado por primera vez en 1933 en el tratamiento de la *esquizofrenia;* raramente usado hoy.

intake admisión || La entrevista inicial entre un paciente y un miembro de un equipo psiquiátrico en una institución de salud mental.

integration integración || La organización e incorporación útil, tanto de datos nuevos como antiguos, experiencia, y capacidades emocionales en la *personalidad.* También se refiere a la organización y unión de las funciones de varios niveles del *desarrollo psicosexual.*

intellectualization intelectualización || La utilización del razonamiento como una *defensa* frente a la confrontación con conflictos *inconscientes* y sus *emociones* estresantes.

intelligence inteligencia || Capacidad para aprender y utilizar apropiadamente lo que uno ha aprendido. Puede ser afectada por las *emociones.*

intelligence quotient (IQ) cociente de inteligencia (CI) || Un valor numérico determinado mediante pruebas psicológicas que indica la relación aproximada de la edad mental de una persona (EM) con la edad cronológica (EC). Expresado matemáticamente como CI = EM/EC × 100. Ver también *tabla de tests psicológicos.*

international Classification of Diseases (ICD) Clasificación internacional de enfermedades (CIE) || La lista oficial de categorías de enfermedad publicada por la Organización Mundial de la Salud; firmada por todas las naciones miembros, que pueden asignar sus propios términos a cada categoría de

CIE. La ICDA (Clasificación Internacional de Enfermedades adaptada para su uso en los Estados Unidos y preparada por el U.S. Public Health Service), representa la lista oficial de términos diagnósticos a usar para cada categoría de CIE en este país.

internship internado || El primer año de educación médica graduada, el cual está integrado ordinariamente en un programa de capacitación de residencia completa en una determinada especialidad.

interpersonal skills habilidades interpersonales || Conducta de adaptación eficaz en relación con otras personas.

interpretation interpretación || El proceso mediante el cual el terapeuta lleva al paciente a una comprensión de un aspecto particular de sus problemas o conducta.

intoxication intoxicación || Un trastorno mental orgánico debido a la ingestión o presencia en el organismo de un agente químico, que causa conducta de mala adaptación debido a sus efectos sobre el *sistema nervioso central.*

intrapsychic intrapsíquico || Lo que tiene lugar dentro de la *psique* o mente.

intrapsychic conflict conflicto intrapsíquico || Ver *conflicto.*

intravenous (IV) intravenoso (IV) || Dentro de las venas.

introjection introyección || Un *mecanismo de defensa*, que actua *inconscientemente*, mediante el cual los objetos externos amados u odiados son simbólicamente absorbidos dentro de uno mismo. Lo contrario de *proyección*. Puede servir como una defensa contra el reconocimiento *consciente* de impulsos hostiles intolerables. Por ejemplo, en la *depresión* grave, el individuo puede dirigir inconscientemente el odio o *agresión* inaceptable hacia si mismo. Relacionado con la *fantasía* más primitiva de la *incorporación* oral.

introspection introspección || Observación de si mismo; examen de los sentimientos propios, a menudo como resultado de la psicoterapia.

introversion introversión || Preocupación por uno mismo y la consiguiente reducción del interés por el mundo exterior; lo contrario de *extraversión*.

involutional melancholia melancolía involutiva || Un término usado antiguamente para describir una *depresión* agitada en una persona de edad *climatérica*. Actualmente, tales pacientes no se distinguen de los pacientes deprimidos de otros grupos de edad.

isolation aislamiento || Un mecanismo de defensa que actua *inconscientemente*, dominante en el fenómeno obsesivo compulsivo en el cual el afecto unido a una idea es convertido en inconsciente, dejando a la idea consciente sin color, emocionalmente neutra.

isonome isónomo || Una señal o vía en el cerebro que tiene efectos similares sobre varios organos diferentes.

J

Janet, Pierre (1859-1947) || *Psiquiatra* francés que formuló teorías de conversión histérica y condiciones disociativas basado sobre factores constitucionales, más bien que psicodinámicos. El primero en usar el término *la belle indifference.*

Joint Commission on Accreditation of Hospitals (JCAH) || La agencia que examina y autoriza a los hospitales y algunas otras instalaciones y programas médicos que satisfacen sus estándares. Ver también *autorización.*

Joint Commission on Mental Health of Children || Una agencia multidisciplinaria autorizada por el Congreso de los Estados Unidos en 1965 (PL 89-97) y establecida en 1966 para estudiar e informar sobre los «recursos, métodos y prácticas para el diagnóstico o la prevención de enfermedad emocional en los niños y para tratar, cuidar y rehabilitar a los niños con enfermedad emocional», de la nación. Su informe final «Crisis in Child Mental Health: Challenge for the 1970» fue publicado en 1969.

Joint Commission on Mental Illness and Health || Una agencia multidisciplinaria, constituida en 1956 y que representa 36 agencias nacionales en los campos de *salud mental* y bienestar. Realizó un estudio de cinco años sobre las necesidades de salud mental de la nación entre 1956 y 1961, autorizado por el Congreso de los Estados Unidos por la Mental Health Study Act de 1955. El informe final de la Joint Commission, «Action for Mental Health», condujo finalmente a la legislación por el Congreso en 1963 autorizando y asignando fondos para facilitar el desarrollo de los *centros de salud mental de la comunidad* para el enfermo mental y el retrasado mental.

Jones, Ernest (1879-1958) || *Psicoanalista* inglés, uno de los primeros discípulos de *Freud* y su biógrafo principal, que introdujo el *psicoanálisis* en el mundo de habla inglesa.

judgment juicio || Acto mental de comparar las elecciones entre un grupo dado de valores, con el fin de seleccionar una línea de acción.

Jung, Carl Gustav (1875-1961) || *Psicoanalista* suizo; fundador de la escuela de *psicología analítica.* Ver también *anima, imago* y *persona.*

K

kinesics cinético || El estudio de la postura del cuerpo, el movimiento y las expresiones faciales.

Kirkbride, Thomas S. (1809-1883) || *Psiquiatra* americano, uno de los fundadores de la *American Psychiatric Association.* Conocido por sus contribuciones pioneras al diseño del hospital mental.

Klein, Melanie (1882-1960) || Pionero británico en el *psicoanálisis* de los niños. Conocido por su trabajo en el desarrollo del comienzo de la infancia, especialmente la agresividad infantil y los orígenes del *superego* en el comienzo de la infancia. Ver también *tabla de escuelas de psiquiatría.*

Kleine-Levin syndrome síndrome de Kleine-Levin || Episodios periódicos de *hipersomnia,* que aparecen primero en la *adolescencia,* generalmente en varones y es acompañado por *bulimia.*

kleptomania cleptomanía || Ver *-manía.* Señalada en el *DSM-III-R* como un *trastorno del impulso.*

Klinefelter syndrome síndrome de Klinefelter || Defecto *cromosómico* en los varones en los cuales hay un cromosoma X extra; las manifestaciones pueden incluir testículos hipotróficos, feminización física, esterilidad, y retraso mental.

Klüver-Bucy syndrome síndrome de Klüver-Bucy || Un síndrome que sigue a la eliminación bilateral del lóbulo temporal, que consite en pérdida del reconocimiento de las personas, pérdida del miedo, reacciones de rabia, hipersexualidad, conducta oral excesiva, defecto de memoria y reacción excesiva a los estímulos visuales.

koro koro || Ver *síndromes específicos de cultura.*

Korsakoff syndrome síndrome de Korsakoff || Ver *psicosis alcohólica* y *síndrome de Wernicke-Korsakoff.*

Kraepelin, Emil (1885-1926) || *Psiquiatra* alemán que desarrolló una clasificación sistemática extensa de las enfermedades mentales. Uno de los primeros en definir el concepto de *demencia precoz* o *esquizofrenia*. Ver también *psiquiatría descriptiva*.

Krafft-Ebing, Richard von (1840-1903) || *Neuropsiquiatra* e investigador de la patología sexual, recordado por su ya clásico *Psychopathia Sexualis*, un estudio pionero de las aberraciones sexuales, publicado en 1886.

L

la belle indifference la belle indifference || Literalmente «bella indiferencia». Observado en ciertos pacientes con trastornos de *conversión* que muestran una falta inapropiada de preocupación sobre sus incapacidades. Ver *neurosis histérica, tipo de conversión*, en *neurosis*. Ver también *Janet*.

labile lábil || *Emociones* rápidamente cambiantes; inestable.

lapsus linguae lapsus linguae || Un error del lenguaje debido a factores *inconscientes*.

latah latah || Ver *síndromes específicos de cultura.*

latency period período de latencia || Ver *desarrollo psicosexual.*

latent content contenido latente || El significado oculto *(inconsciente)* de pensamientos o acciones, especialmente en sueños o fantasías. En los sueños se expresa en forma distorsionada, disfrazada, condensada y simbólica.

learned helplessness desamparo aprendido || Una situación en la que una persona intenta establecer y mantener contacto con otra, adoptando una postura desvalida, impotente.

learning disability incapacidad de aprendizaje || Un *síndrome* que afecta a los niños de edad escolar, de inteligencia normal o por encima de lo normal, caracterizado por dificultades específicas en aprender a leer *(dislexia),* escribir (disgrafía), y calcular (discalculia). Se cree que el trastorno está relacionado con la progresión lenta del desarrollo de las pericias motoras de percepción. Ver también *disfunción cerebral mínima.*

lesbian lesbiana || Mujer *homosexual.*

lethologica letología || Incapacidad temporal de recordar un nombre o nombre propio.

liaison nursing cuidado médico de enlace || Consulta por parte de los clínicos especialistas en cuidados psiquiátricos, a colegas de asistencia sobre asuntos de manejo del paciente en ambientes médico-quirúrgicos, de padre-hijo o geriátrico.

liaison psychiatry psiquiatría de enlace || Ver *psiquiatría de consulta de enlace.*

libido líbido || El *impulso* psíquico o energía generalmente asociada con el *instinto* sexual. (Sexual se usa aquí en el sentido amplio para incluir busca de objeto amoroso y placer).

limbic system sistema límbico || Un área del cerebro asociada con el control emocional, alimenticio y sexual.

lithium carbonate carbonato de litio || Un metal alcalino, cuya sal se usa en el tratamiento de la *manía* aguda y como una medicación de mantenimiento para ayudar a reducir la duración, intensidad y frecuencia de los episodios afectivos recurrentes, especialmente en los *trastornos bipolares.*

living will disponer de la propia vida || Un documento diseñado como medio mediante el cual el enfermo terminal puede establecer límites al esfuerzo para mantenerlo vivo más allá del punto que el mismo hubiera elegido.

lobotomy lobotomía || Un tipo de psicocirugía en la cual uno o más tractos nerviosos del cerebro son seccionados. Esta técnica se usa ahora raramente en los EE.UU.

locus coeruleus locus ceruleus || Una pequeña area en el tallo cerebral que es considerada como un centro cerebral clave para la ansiedad y el miedo.

logorrhea logorrea || Charla excesiva e incontrolable.

long term memory memoria de largo plazo || El recuerdo de acontecimientos o información del pasado lejano. Contrastar con memoria inmediata.

loosening of associations disgregación de las asociaciones || Un trastorno del pensamiento en el cual las ideas cambian de un sujeto a otro de una manera oblicua o no relacionada. El que habla no se da cuenta del trastorno. Cuando la disgregación de las asociaciones es grave, el lenguaje puede ser incoherente. Contrastar con *fuga de ideas.*

LSD (lysergic acid diethylamide) LSD (dietilamida del ácido lisérgico) || Un *alucinógeno* potente que produce *síntomas* y conducta psicótica. Los síntomas pueden incluir *alucinaciones, ilusiones,* distorsiones del cuerpo y del tiempo y el espacio, y menos frecuentemente, *pánico* intenso y experiencias místicas.

lumbar puncture punción lumbar || La introducción de una aguja entre dos de las vértebras lumbares en el saco meníngeo alrededor de la base de la médula espinal, para obtener líquido cefalorraquídeo para fines diagnósticos.

Luria, Alexander Romanovich (1902-1977) || Neuropsicólogo ruso que desarrolló un tratamiento para la afasia, combinando técnicas físicas y psicológicas para las víctimas de traumatismo cerebral.

M

magical thinking pensamiento mágico || Una convicción de que el pensamiento es equivalente a la acción. Se produce en los sueños, en los niños, en los pueblos primitivos y en los pacientes en una variedad de situaciones. Caracterizado por falta de relación real entre causa y efecto.

magnetic resonance imaging (MRI) imagen por resonancia magnética (IRM) || Una técnica para obtener imágenes de las estructuras anatómicas que implica la colocación de los sujetos en un campo magnético fuerte y luego, mediante el uso de gradientes magnéticos y pulsaciones de radio de corta frecuencia, determinar las características de la resonancia en cada punto en el area en estudio. Usado para detectar anormalidades estructurales o anatómicas tales como tumor cerebral y esclerosis múltiple incipiente. Ver también *imagen del cerebro.*

maintenance drug therapy terapia de mantenimiento de medicamentos || Consiste en reducir la dosis de un medicamento terapéutico después que ha alcanzado su eficacia máxima y mantenerlo en el nivel mínimo para prevenir una recaida.

major affective disorders trastornos afectivos mayores || En el *DSM-III-R,* un grupo de trastornos en los cuales hay un trastorno persistente y prominente del *humor,* o talante o estado de ánimo *(depresión* o *manía)* y un *síndrome* completo de síntomas asociados. La categoría incluye el trastorno bipolar y la depresión mayor. Los trastornos son generalmente episódicos, pero pueden ser crónicos. En *DSM-III-R*, el término trastornos afectivos mayores ha sido cambiado a trastornos del estado de ánimo y es dividido en trastornos *bipolar* y *depresivo*.

major epilepsy (grand mal) epilepsia mayor (gran mal) || Ver en *epilepsia*.

maladjustment inadaptación || Intento infructuoso de *adaptación*.

maleness masculinidad || Características anatómicas y fisiológicas que se relacionan con la capacidad procreadora del varón. Ver también *masculino*.

malingering fingimiento || Simulación o exageración deliberada de una enfermedad o incapacidad con el fin de evitar una situación desagradable o de obtener algún tipo de ganancia personal. Ver también *trastorno facticio, neurosis de compensación* y *ganancia secundaria*.

mania manía || Un trastorno del *humor* caracterizado por alegría excesiva, hiperactividad, *agitación* y pensamiento y charla acelerado. Algunas veces se manifiesta como *fuga de ideas*. La manía se observa en los *trastornos del humor* y en ciertos *trastornos mentales orgánicos*.

-mania -manía || Anteriormente usado como un término no específico para cualquier clase de «locura». Usado en la actualidad como un sufijo para indicar una preocupación enfermiza con algún tipo de idea o actividad y/o una necesidad *compulsiva* de conducirse de algún modo desviado. Algunos ejemplos son:

egomania egomanía || Preocupación patológica con el yo.

erotomania erotomanía || Preocupación patológica con fantasías o actividades *eróticas.*

kleptomania cleptomanía || Compulsión de robar.

megalomania megalomanía || Preocupación patológica con *delirios* de poder o riqueza.

monomania monomanía || Preocupación patológica con un asunto.

necromania necromanía || Preocupación patológica con los cadáveres.

nymphomania ninfomanía || Necesidad o deseo anormal y excesivo en la mujer por el coito; ver también *satiriasis.*

pyromania piromanía || Compulsión morbosa de producir fuegos; un *trastorno de impulso.*

trichotillomania tricotilomanía || Compulsión de arrancarse el cabello; un *trastorno de impulso.*

maniac maníaco || Término impreciso, sensacional y erróneo, para una persona trastornada emocionalmente. Generalmente implica conducta violenta. No es referible específicamente a ninguna categoría diagnóstica psiquiátrica.

manic depressive illness enfermedad maníaco depresiva || Un término usado a menudo sinónimamente con *trastorno bipolar,* como se define en *DSM-III-R.*

manifest content contenido manifiesto || El contenido recordado de un sueño o fantasía, en contraste con el *contenido latente,* el cual es ocultado y distorsionado.

manipulation manipulación || Una pauta de conducta caracterizada por intentos de explotar el contacto interpersonal.

MAOI || Ver *inhibidor de la monoaminooxidasa.*

marijuana marihuana || Hojas y flores secas de *Cannabis sativa,* la cual induce cambios somáticos y psíquicos cuando es fumada o ingerida en cantidad suficiente.

marital therapy terapia marital || Un tratamiento cuya meta consiste en mejorar los problemas de las parejas casadas. Son considerados diversos aspectos psicodinámicos, sexuales, éticos, y económicos del matrimonio. El marido y la mujer son vistos generalmente individualmente o juntos. Un término más amplio es la *terapia de parejas,* la cual incluye las parejas no casadas.

masculine masculino || Un conjunto de conductas de papel social específicas del sexo, que no están relacionadas con la función biológica procreativa. Ver también *identidad de género, rol de género y masculinidad.*

masculine protest protesta masculina || Término creado por *Adler* para describir una lucha para escapar de la identificación con el papel femenino. Se aplica principalmente a las mujeres, pero puede ser observado también en los hombres.

masochism masoquismo || Placer derivado de dolor físico o psicológico causado por uno mismo o por los demás. Cuando es buscado *conscientemente* como parte del acto sexual o como un requisito previo para la gratificación sexual, es clasificado como *parafilia.* Es lo opuesto de *sadismo,* aunque los dos tienden a coexistir en la misma persona.

maternal deprivation privación materna || El resultado de la pérdida prematura o ausencia de la madre, o la falta de cuidado materno apropiado.

maturational crisis crisis de maduración || Acontecimientos de la vida predecibles o coyunturas críticas que ocurren en la mayoría de los individuos.

mean media || Ver *tabla de términos de investigación.*

median mediana || Ver *tabla de términos de investigación.*

Medicaid || Un programa de servicios médicos, financiados juntamente por los gobiernos del estado y federal, diseñado para aquellos que no pueden costear servicios médicos ordinarios. Para que los programas reciban apoyo federal, los servicios pagados deben incluir: servicios hospitalarios de ingresado y ambulatorio; servicios de laboratorio y rayos X; instalaciones de enfermería experta y servicios domiciliarios de salud para los que tienen más de 21 años de edad; screening, diagnóstico y tratamiento precoz y regular para los que tienen menos de 21 años de edad; planificación familiar; y servicios médicos.

medical audit auditoría médica || Ver *auditoría.*

medical ethics ética médica || El código moral adoptado por los profesionales de la salud en la asignación de valor primario a las necesidades e intereses de sus pacientes.

medical record historia clínica || Un documento escrito, que contiene suficiente información para identificar al paciente claramente y para justificar el diagnóstico y tratamiento, y para documentar correctamente los resultados.

medical review examen médico || Examen por un equipo compuesto de médicos y otro personal sanitario apropiado, de las condiciones y necesidades de cuidado, incluyendo una evaluación médica.

Medicare || El sistema de seguro de hospital y el seguro médico suplementario para los ancianos y ciertas categorías de incapacitados, creado por las enmiendas de 1965 al Social Security Act. El seguro, partes A y B, suministra los mismos beneficios hospitalarios en los hospitales generales para las situaciones psiquiátricas, así como para otras situaciones, pero limita los beneficios en los hospitales psiquiátricos a 190 días durante toda la vida.

megalomania megalomanía || Ver *-manía.*

megavitamin therapy terapia megavitamínica || Ver *tratamiento ortomolecular.*

melancholia melancolía || Un término usado desde la antigüedad para referirse a una forma grave de *depresión.* En *DSM-III-R,* el término depresión mayor con melancolía se refiere a una depresión grave que incluye pérdida del placer o interés por las actividades habituales, *humor* o talante peor por la mañana, *inhibición psicomotora* o *agitación,* pérdida de peso e *insomnio.* Ver *trastornos afectivos mayores.*

memory memoria || La capacidad, proceso o acto de retener o recordar, especialmente la capacidad de reproducir lo que ha sido aprendido o explicado.

menarche menarquía || El comienzo de la menstruación.

mendacity mendacidad || Mentir patológico.

mental age (MA) edad mental (EM) || Una medición de la capacidad mental, determinada por tests psicológicos.

mental deficiency deficiencia mental || Ver *retraso mental.*

mental disease enfermedad mental || Ver *trastorno mental.*

mental disorder trastorno mental || Una enfermedad con manifestaciones de conducta o psicológicas y/o deterioro del funcionamiento debido a una perturbación social, psicológica, genética, físico/química o biológica. El trastorno no está limitado a las relaciones entre la persona y la sociedad. La enfermedad está caracterizada por *síntomas* y/o deterioro en el funcionamiento.

mental health salud mental || Una situación relativa más bien que absoluta. Los mejores índices de salud mental son éxitos simultáneos en el trabajo, el amor y la creación con la capacidad para la solución madura y flexible de los conflictos entre los *instintos*, la *conciencia*, otras personas importantes y la realidad.

mental illness enfermedad mental || Ver *trastorno mental.*

mental retardation retraso mental || Funcionamiento intelectual general significativamente por debajo de lo normal, que existe conjuntamente con defectos en la conducta de adaptación y que se manifiesta durante el período de desarrollo.

mental status estado mental || El nivel y estilo de funcionamiento de la *psique,* incluyendo el funcionamiento intelectual, y los aspectos emocionales, la actitud, psicológicos y de la personalidad, de una persona. El término es usado corrientemente para referirse a los resultados del examen del estado mental del paciente.

mental status examination examen del estado mental || El proceso de apreciar la función psicológica y comportamental observando al paciente, obteniendo su descripción de si mismo, e interrogándole formalmente. Están incluidos en el examen: (1) la evaluación y el juicio de cualquier situación psiquiátrica presente, incluyendo el diagnóstico y pronóstico provisional, la determinación del grado de deterioro, la conveniencia del tratamiento, y las indicaciones sobre tipos particulares de intervención terapéutica; (2) formulación de la estructura de la personalidad del sujeto, lo cual puede sugerir los antecedentes históricos y de desarrollo de cualquier condición psiquiátrica existente; (3) estimación de la capacidad y disposición para participar adecuadamente en el tratamiento. El estado mental se informa en una serie de declaraciones narrativas que describen materias tales como *afecto*, lenguaje, contenido del pensamiento, percepción y funciones *cognoscitivas*. El examen del estado mental es parte del examen general de todos los pacientes, aunque puede ser notablemente abreviado en ausencia de *psicopatología*.

mescaline mescalina || Un alcaloide originalmente derivado del cactus peyote, que se asemeja químicamente a la *anfetamina* y la adrenalina; usada para inducir percepciones alteradas. Usada también por los indios del Suroeste de Estados Unidos en ritos religiosos. Ver *tabla de drogas de empleo abusivo frecuente*.

mesmerism mesmerismo || Término primitivo para hipnosis. Llamado según Anton Mesmer (1733-1815).

mesomorphic mesomórfico || Ver *tipos constitucionales*.

metapsychiatry metapsiquiatría || La interfase entre la *psiquiatría* y fenómenos psíquicos tales como *parapsicología*, misticismo, estados alterados de conciencia y curaciones no médicas.

metapsychology metapsicología || La rama de la *psicología* especulativa o teórica que trata sobre la significación de los procesos mentales; la naturaleza de la relación mente-cuerpo; el origen, propósito y estructura de la mente; e hipótesis similares, que están más allá del campo de la comprobación empírica.

methadone metadona || Un *narcótico* sintético. Puede ser usado como un sustituto de la heroína, produciendo una *adicción* menos incapacitante socialmente o ayudando en la retirada de la heroína. Puede abusarse de ella. Ver también *medicamentos bloqueantes de los narcóticos* y *tabla de drogas de empleo abusivo frecuente.*

Metrazol shock treatment tratamiento de choque con metrazol || Un tratamiento usado raramente en el cual se produce un ataque convulsivo por la inyección intravenosa de metrazol (conocido en Europa como cardiazol). Introducido por von Meduna en 1934.

Meyer, Adolf (1866-1950) || *Psiquiatra* americano, profesor de psiquiatría en la Johns Hopkins University; introdujo el concepto de *psicobiología.* Ver *tabla de escuelas de psiquiatría.*

MHPG (3-methoxy-4-hydroxyphenylglycol) MHPG (3 metoxi-4-hidroxifenilglicol) || Un metabolito importante de *noradrenalina* cerebral, excretado en la orina.

middle age edad madura o media || Considerada convencionalmente que se presenta entra los 40 y los 60 años de edad y está definida principalmente por acontecimientos psicosociales más bien que por procesos fisiológicos.

mid-life crisis crisis de la mitad de la vida || El conjunto de problemas que se producen cuando los individuos descubren signos visibles de envejecimiento y se preocupan por ello.

migraine migraña || Un *síndrome* caracterizado por dolores de cabeza graves, recurrentes y generalmente de un lado solo, asociado a menudo con náuseas, vómitos y trastornos visuales.

milieu therapy terapia del medio ambiente || Terapia socioambiental en la que las actitudes y la conducta del equipo de un servicio de tratamiento y las actividades prescritas para los pacientes están determinadas por las necesidades emocionales e interpersonales del paciente. Esta terapia es una parte esencial de todo tratamiento de paciente ingresado.

minimal brain dysfunction (MBD) disfunción cerebral mínima || Una alteración de los niños, los adolescentes y quizás los adultos, sin signos de trastorno neurológico o psiquiátrico importante. Caracterizado por disminución de la atención, distraimiento, actividad aumentada, impulsividad, *labilidad* emocional, mala integración motora, alteraciones de la percepción y trastornos del desarrollo del lenguaje. Ver también *incapacidad de aprendizaje.*

Minnesota Multiphasic Personality Inventary (MMPI) Inventario multifactorial o multifásico de personalidad de Minnesota || Ver *tabla de tests psicológicos.*

minor epilepsy (petit mal) epilepsia menor || Ver en *epilepsia.*

Mitchell, S. Weir (1830-1914) || *Neurólogo* americano que describió la *causalgia* y desarrolló una «cura de reposo», en tiempos muy popular, para los trastornos emocionales.

mixed mixto || Caracterizado por síntomas concomitantes maniacos y depresivos.

M'Naughten Rule regla de M'Naughten || Ver *tabla de términos legales.*

mode moda || Ver *tabla de términos de investigación.*

molecular biology biología molecular || Un aspecto de la biología que busca comprender, explicar o racionalizar los fenómenos biológicos en términos de interacciones moleculares (o químicas).

molecular psychiatry psiquiatría molecular || Una ciencia que trata específicamente con las sustancias químicas del cerebro que son liberados en pequeñas cantidades por una neurona, para mediar su comunicación con las demás neuronas. Ver también *neurociencia.*

molecular psychology psicología molecular || Ver *psiquiatría molecular.*

molecule molécula || Una masa de materia muy pequeña; una combinación química de dos o más átomos que forman una sustancia química específica.

mongolism mongolismo || Ver *síndrome de Down.*

monoamine oxidase inhibitor (MAOI) inhibidor de la monoaminoxidasa (IMAO) || Un grupo de medicamentos antidepresores que inhiben la enzima *monoaminaoxidasa (MAO)* en el cerebro y eleva los niveles de *aminas biógenas.* Ver *tabla de medicamentos usados en psiquiatría.*

monoamine oxidase (MAO) monoaminoaxidasa (MAO) || Una enzima que desintegra las amina biógenas (neurotransmisores), convirtiéndolas en inactivas. Se encuentran en muchos órganos del cuerpo, incluyendo el cerebro. La inhibición de esta enzima por ciertos medicamentos antidepresores (IMAO) puede producir alivio de los estados depresivos. Ver también *aminas biógenas* y *tabla de medicamentos usados en psiquiatría.*

monomania monomanía || Ver *-manía.*

monozygotic twins gemelos monozigóticos || Gemelos que se desarrollan de un solo óvulo fertilizado; gémelos idénticos.

mood humor, talante, estado de ánimo || Una emoción penetrante y sostenida que colorea marcadamente la percepción del mundo de uno mismo. Ejemplos comunes de humor incluyen *depresión,* alegría y cólera. Ver también *afecto.*

mood disorders trastornos del humor o estado de ánimo || Un término del *DSM-III-R,* para los *trastornos afectivos mayores.*

mood swing oscilación del humor || Fluctuaciones del tono emocional de una persona entre periodos de alegría y periodos de depresión.

moral treatment tratamiento moral || Una filosofía y técnica de tratar a los pacientes mentales que prevaleció en la primera mitad del siglo diecinueve y que subraya la eliminación de las reclusiones, el cuidado humano y amable, la atención a la religión, y la realización de tareas útiles en el hospital.

mourning luto o duelo || Reacción a la pérdida de un objeto amado (persona importante, objeto, rol, status, o cualquier cosa considerada como parte de la vida de uno), consistente en un proceso de desapego emocional de aquel objeto, el cual libera al sujeto para encontrar otros intereses y placeres.

MRI || Ver *imagen mediante resonancia magnética.*

multiple personality personalidad múltiple || Un término usado por *Morton Prince* para un tipo raro de reacción disociativa en la cual la persona adopta dos o más personalidades. En *DSM-III-R,* clasificado como *trastorno disociativo.* Ver también *neurosis histérica, tipo disociativo,* en *neurosis.*

Münchhausen syndrome (pathomimicry) síndrome de Münchhausen (patomimia) || Un trastorno raro, difícil de tratar. Los que lo sufren intentan habitualmente ser hospitalizados con patología autodefinida o autoinducida, suspirando por un remedio quirúrgico. No ha sido establecida una *etiología* definitiva. En *DSM-III-R,* este síndrome es diagnosticado como *trastorno facticio* crónico con síntomas físicos.

mutation mutación || Un cambio en la constitución hereditaria que produce diferencias permanentes, transmisibles genéticamente. Puede ocurrir espontaneamente o puede ser inducida por agentes tales como radiación de alta energía. Ver también *genes.*

mutism mutismo || Rechazo de hablar por razones *conscientes* o *inconscientes.*

mysophobia misofobia || Ver *fobia.*

N

naloxone naloxona || Un *antagonista* de los narcóticos, puro, potente, pero que actúa durante corto tiempo, sin efectos *agonistas* propios; el medicamento de elección en el tratamiento de sobredosificación narcótica. Su acción de corta duración (2-4 horas), le hace generalmente inapropiado para el tratamiento crónico de la *adicción* a los narcóticos, pero han sido usadas grandes dosis para producir bloqueo narcótico hasta 18 horas en adictos implicados en programas de tratamiento de día. Ver también *medicamentos bloqueadores de los narcóticos.*

narcissism (narcism) narcisismo || Amor a si mismo, en oposición a amor objetal (amor a otra persona). En teoría *psicoanalítica, catexia* (invertimiento) de la representación psíquica del yo con la *líbido* (interés y energía sexual). Un exceso interfiere con las relaciones con los demás. A distinguir del egotismo, el cual lleva la connotación de autocentrado, egoismo y presunción. El egotismo no es más que una expresión del narcisismo.

narcoanalysis narcoanálisis || Ver *narcosíntesis.*

narcolepsy narcolepsia || Breves episodios de sueño incontrolable, recurrente, asociado con excesiva somnolencia durante el día, *cataplejía,* parálisis del sueño, *alucinaciones hipnagógicas* y sueño nocturno a menudo trastornado.

narcosis narcosis || Estupor de profundidad variable, producido por ciertos medicamentos.

narcosynthesis narcosíntesis || Tratamiento psicoterapéutico bajo *anestesia* parcial, tal como la inducida por los *barbitúricos.* Usado originalmente para tratar trastornos mentales agudos que se presentan en ambientes de combate militar.

narcotic narcótico || Cualquier medicamento derivado del opio, natural o sintético, que alivia el dolor o altera el *humor.* Puede causar *adicción.* Ver también *drogodependencia, hipnótico, sedante.*

narcotic blocking drugs (narcotic antagonists) medicamentos bloqueadores de los narcóticos (antagonistas narcóticos) || Agentes estructuralmente similares a los opiáceos y que ocupan probablemente los mismos receptores en el *sistema nervioso central.* En dosis suficientes bloquean los efectos de los medicamentos opiáceos, compitiendo con sus receptores. Si se administran después de que se ha desarrollado la dependencia opiácea producirán un síndrome de *abstinencia* aguda.

National Alliance for the Mentally Ill (NAMI) Alianza Nacional para el enfermo mental || Una organización cuyos miembros son padres y parientes de enfermos mentales y antiguos pacientes, cuyo objetivo principal consiste en un cuidado mejor y más continuado. Sus fideicomisarios y altos jefes se ocupan en obtener apoyo activo y en proyectos educativos.

National Institute of Mental Health (NIMH) Instituto Nacional de Salud Mental || Un instituto dentro de ADAMHA, responsable de los programas que tratan sobre la salud mental.

National Mental Health Association (NMHA) Asociación Nacional de Salud Mental || Organización de ciudadanos destacados, voluntarios en el campo de la salud mental; anteriormente llamada National Association for Mental Health; fundada en 1909 por *Clifford W, Beers,* como National Committee for Mental Hygiene.

necromania necromanía || Ver *-manía.*

negativism negativismo || Oposición o resistencia, disimulada o abierta, a las sugerencias o consejo exterior. Puede observarse en la *esquizofrenia.*

neologism neologismo || En *psiquiatría,* una palabra nueva o combinación condensada de varias palabras acuñadas por una persona para expresar una idea sumamente compleja, no entendida fácilmente por los demás; observado en la *esquizofrenia* y los *trastornos mentales orgánicos.*

nervous breakdown crisis nerviosa o ataque de nervios || Un eufemismo inespecífico, no médico, para un *trastorno mental.*

neurochemistry neuroquímica || La rama de la química que trata sobre las alteraciones que ocurren dentro del sistema nervioso.

neuroendocrinology neuroendocrinología || La ciencia de las relaciones entre el sistema nervioso (especialmente el cerebro) y el sistema endocrino. De especial importancia es la acción del hipotálamo, el cual estimula o inhibe la secreción de hormonas hipofisarias.

neurohormone neurohormona || Mensajero químico generalmente producido dentro del *hipotálamo,* transportado a la hipófisis, y luego a otras células dentro del *sistema nervioso central.* Las neurohormonas son similares a los *neurotransmisores excepto que ellas interactuan con diversidad de células, mientras que los neurotransmisores interactuan solamente con otras neuronas.*

neuroleptic neuroléptico || Medicamento antipsicótico. Ver también *tabla de medicamentos usados en psiquiatría.*

neuroleptic malignant syndrome síndrome neuroléptico maligno || Reacción rara, idiosincrásica, y a veces fatal a los medicamentos neurolépticos de elevada potencia; lo más probable es que sea el resultado del bloqueo de la dopamina en los ganglios basales y el hipotálamo. Los síntomas incluyen rigidez muscular y fiebre alta.

neurologic disorders trastornos neurológicos || Ver *tabla de defectos neurológicos.*

neurologist neurólogo || Un médico con capacitación posgraduada y experiencia en el campo de las enfermedades orgánicas del sistema nervioso, cuyo trabajo profesional se enfoca principalmente en este área. Los neurológos también reciben capacitación en *psiquiatría.*

neurology neurología || La rama de la ciencia médica dedicada al estudio, diagnóstico y tratamiento de las enfermedades orgánicas del sistema nervioso.

neuron neurona || Célula nerviosa.

neurophysiology neurofisiología || El estudio de la función del *sistema nervioso.*

neuropsychiatry neuropsiquiatría || La especialidad médica que combina la neurología y la psiquiatría, subrayando las subestructuras somáticas en las cuales estan basadas las emociones y las perturbaciones del *sistema nervioso central* que dan lugar a los trastornos mentales.

neuroreceptors neuroreceptores || Lugares de enlace en el *sistema nervioso central* para los medicamentos psicoactivos.

neuroscience neurociencia || El estudio de la función normal del cerebro y los sustratos neurales de la conducta, especialmente los trastornos mentales y la conducta de mala adaptación. La neurociencia es un campo interdisciplinario que incluye investigación en areas tales como la fisiología, la anatomía, la *psicología,* la *bioquímica,* la *psiquiatría* y la informática.

neurosis neurosis || En el uso común, trastornos emocionales de todas clases, distintos de las psicosis. Implica dolor o incomodidad psicológica subjetiva, más allá de lo que es conveniente en las condiciones de la vida propia. El significado del término ha cambiado desde que fue introducido por vez primera en la nomenclatura estándar. En *DSM-III-R,* el término significa un número limitado de categorías diagnósticas específicas, todas las cuales son atribuidas a modos de mala adaptación para tratar con la *ansiedad* o el *conflicto* interno. Como se usa corrientemente, algunos clínicos limitan el término a su significado descriptivo, *trastorno neurótico,* mientras que otros incluyen el concepto de un proceso *etiológico* específico. Las neurosis comunes y sus equivalentes en *DSM-III-R* son:

anxiety neurosis neurosis de ansiedad || Aprensión crónica y persistente manifestada por hiperactividad autonómica (sudor, palpitaciones, mareos, etc), tensión musculoesquelética e irritabilidad. Los síntomas somáticos pueden ser prominentes. Referido en *DSM-III-R* como trastorno de ansiedad generalizada o trastorno de pánico. Ver también *ansiedad.*

depersonalization neurosis neurosis de despersonalización || Sentimientos de irrealidad y de enajenación del yo, del cuerpo o de los alrededores. Diferente del proceso de *despersonalización,* el cual puede ser una manifestación de ansiedad o de otro trastorno mental. Referido como trastorno de despersonalización en el *DSM-III-R.*

depressive neurosis neurosis depresiva || Reacción excesiva de *depresión* debida a un *conflicto* interno, o a un acontecimiento identificable, tal como la pérdida de una persona amada, o una posesión querida. En *DSM-III-R,* referido como un trastorno distímico.

hysterical neurosis, dissociative type neurosis histérica tipo disociativo || Alteraciones en el estado de conciencia o en la identidad, produciendo *síntomas* tales como *amnesia.*

hysterical neurosis, conversion type neurosis histérica, tipo conversión || Trastornos de los sentidos especiales o el sistema nervioso voluntario, tales como ceguera, sordera, *anestesia, parestesia,* dolor, parálisis y coordinación muscular deteriorada. Un paciente con este trastorno puede mostrar *la belle indifference* a los síntomas, lo cual puede suministrar realmente *ganancias secundarias* obteniendo simpatía o alivio de responsabilidades desagradables. Ver también conversión. Referido en *DSM-III-R,* como trastorno de conversión o trastorno del dolor psicógeno. Ver también *conversión.*

obsessive compulsive neurosis neurosis obsesivo-compulsiva || Intrusión persistente de pensamientos, impulsos o actos *ego.sistónicos* no deseados e incontrolables. Los pensamientos pueden consistir en palabras individuales, reflexiones o sucesión de pensamientos que no tienen sentido. Los actos, pueden variar desde movimientos sencillos a rituales complejos, tales como lavado de manos repetido. Ver también *compulsión*. Referido en el *DSM-III-R*, como trastorno obsesivo compulsivo.

phobic neurosis neurosis fóbica || Un miedo intenso de un objeto o situación, que la persona reconoce conscientemente como inofensiva. La aprensión puede ser experimentada como desfallecimiento, fatiga, palpitaciones, sudor, náuseas, temblor e incluso pánico. Ver también *fobia social*. En *DSM-III-R*, las fobias son clasificadas como agorafobia sin pánico, fobia social o fobia simple. La fobia social es el miedo de situaciones tales como hablar o comer en público; las fobias simples son miedos de cosas específicas tales como animales, insectos o la oscuridad.

neurotic disorder trastorno neurótico || Un *trastorno mental* en el cual la perturbación predominante es un *síntoma* molesto o grupo de síntomas que uno considera inaceptable y extraño a la personalidad propia. No hay pérdida marcada de *comprobación, contacto* o *juicio* de la realidad; la conducta no viola activamente las normas sociales importantes, aunque puede ser sumamente incapacitante. La alteración es relativamente duradera o recurrente, sin tratamiento, y no está limitada a una reacción leve transitoria frente al *estrés*. No hay *etiología* orgánica demostrable. En *DSM-III-R*, los trastornos neuróticos están incluidos en *afectivo, ansiedad, somatomorfo, disociativo* y *psicosexual*. Ver también *proceso neurótico*.

neurotic process proceso neurótico || Un proceso *etiológico* específico que implica la siguiente secuencia: los *conflictos inconscientes* entre deseos opuestos o entre deseos y prohibiciones, conducen a la percepción *inconsciente* de peligro o *disforia* anticipada, lo cual lleva a usar *mecanismos de defensa* que se transforman en *síntomas,* trastornos de la *personalidad* o ambos. Ver también *trastorno neurótico* y *neurosis.*

neurotoxin neurotoxina || Una sustancia que es venenosa o destructora para el tejido nervioso.

neurotransmitter neurotransmisor || Una sustancia química que se encuentra en el sistema nervioso (p.ej., *dopamina,* noradrenalina y *serotonina*), que facilita la transmisión de los impulsos a través de las *sinapsis* entre las *neuronas.* Los trastornos en la fisiología de los neurotransmisores en el cerebro han sido implicados en la patogénesis de varias enfermedades psiquiátricas, especialmente los *trastornos afectivos mayores* y la *esquizofrenia.*

night hospital hospital de noche || Ver *hospitalización parcial.*

night terrors (pavor nocturnus) terrores nocturnos (pavor nocturno) || Ver *trastorno de terror en el sueño.*

nightmare (dream anxiety attacks) pesadilla (ataques de ansiedad en sueños) || Sueño que provoca *ansiedad,* que ocurre durante el *sueño REM.* Contrastar con *trastorno de terror en el sueño.*

nihilistic delusion delirio nihilista || El *delirio* de la no existencia del yo, parte del yo, o algún objeto en la realidad externa.

norepinephrine norepinefrina || Un neurotransmisor *catecolamina* relacionado con la *adrenalina.* Se encuentra tanto en el *sistema nervioso central,* como en el periférico. Los excesos funcionales en el cerebro han sido implicados en la patogénesis de los estados *maniacos;* los déficits en ciertos estados depresivos. También llamada noradrenalina. Ver también *aminas biógenas.*

nosology nosología || Ciencia de la clasificación de los trastornos, generalmente médica.

not for profit hospital hospital público || Un hospital que existe para el propósito del servicio público, más bien que para las ganancias de sus propietarios. Tal tipo de hospital puede ser parcial o completamente de propiedad pública. También llamado hospital voluntario.

NREM sleep sueño NREM || Ver *sueño.*

nuclear family familia nuclear || Los miembros principales de una familia.

nuclear magnetic resonance (NMR) resonancia magnética nuclear || Ver *imagen por resonancia magnética (MRI);* también *imagen del cerebro.*

null hypothesis hipótesis nula || Ver *tabla de términos de investigación.*

nursing-care plan plan de cuidados de enfermería || Los medios para suministrar personal de enfermería con información sobre las necesidades y la estrategia terapéutica para cada paciente.

nymphomania ninfomanía || Ver *-manía.*

O

object relations relaciones de objeto u objetales || Los lazos emocionales entre una persona y otra, en contraste con el interés y amor por uno mismo; generalmente descrito en términos de la capacidad para amar y reaccionar apropiadamente con los demás.

obsession obsesión || Una idea o impulso no deseada, persistente, que no puede ser eliminada por la lógica o el razonamiento.

obsessive compulsive neurosis neurosis obsesiva compulsiva || Ver *neurosis.*

occupational psychiatry (industrial psychiatry) psiquiatría laboral (psiquiatría industrial) || Un campo de la *psiquiatría* que se ocupa del diagnóstico y la prevención de la *enfermedad mental* en la industria, de la vuelta del paciente psiquiátrico al trabajo, y de los aspectos psiquiátricos del absentismo, *propensión al accidente, alcoholismo* y *abuso de drogas,* jubilación y fenómenos relacionados. A menudo actua como consultante para un programa de asistencia a los empleados (EAP).

occupational therapy terapia laboral u ocupacional || Una terapia auxiliar que utiliza las actividades con propósito determinado como medio de alterar el curso de la enfermedad. La relación del paciente con el equipo y otros pacientes en el ambiente de la terapia ocupacional, es a menudo más terapéutica que la actividad en si.

Oedipus complex complejo de Edipo || Apego o vínculo del niño al padre del sexo opuesto, acompañado por envidia y sentimientos *agresivos* hacia el padre del mismo sexo. Estos sentimientos son mayormente reprimidos (esto es, hechos *inconscientes*), debido al miedo de disgusto o castigo por el padre del mismo sexo. En su uso original, el término se aplicó solamente al niño u hombre.

onanism onanismo || Coito interrumpido. El término se usa a veces intercambiablemente con masturbación.

ontogenetic ontogenético || Perteneciente al desarrollo del individuo. Contrastar con *filogenético.*

operant conditioning (instrumental conditioning) condicionamiento operante (condicionamiento instrumental) || Un proceso mediante el cual los resultados de la conducta de la persona determinan si la conducta es más o menos probable que ocurra en el futuro. Ver también *condicionamiento respondiente* y *conformación.*

opiate opiáceo || Cualquier sustancia química derivada del opio; alivia el dolor y produce una sensación de bienestar.

oral phase fase oral || Ver *desarrollo psicosexual.*

organic brain syndrome síndrome cerebral orgánico || Ver *trastorno mental orgánico.*

organic disease enfermedad orgánica || Una enfermedad caracterizada por una anormalidad estructural o bioquímica demostrable en un órgano o tejido. Algunas veces usada imprecisamente como un antónimo de *trastorno funcional.*

organic mental disorder trastorno mental orgánico || Disfunción transitoria o permanente del cerebro, causada por una alteración del funcionamiento fisiológico del tejido cerebral a cualquier nivel de organización: estructural, hormonal, bioquímica, eléctrica, etc. El *DSM-III-R,* reconoce los siguientes síndromes orgánicos del cerebro: *delirium, demencia,* síndrome amnésico, síndrome de ansiedad orgánico, síndrome de delirio orgánico, alucinosis orgánica, síndrome orgánico del humor, síndrome orgánico de personalidad, y síndrome cerebral mezclado o atípico, todos los cuales son clasificados de acuerdo con la *etiología* y la fisiopatología. Las causas están asociadas con el envejecimiento, las sustancias tóxicas o una variedad de trastornos somáticos.

orgasm orgasmo || Climax sexual; respuesta psicofisiológica máxima a la estimulación sexual.

orgasmic dysfunction disfunción orgásmica || Incapacidad de la mujer de lograr *orgasmo* mediante estimulación física. Masters y Johnson describen dos tipos. En la disfunción orgásmica primaria, la mujer no ha tenido nunca un orgasmo mediante el contacto físico, incluyendo la masturbación. En la disfunción orgásmica de situación, ha habido por lo menos un caso de orgasmo mediante el contacto físico. Comparar con *impotencia.* En el *DSM-II-R.* la disfunción orgásmica no esta limitada a las mujeres.

orientation orientación || Conciencia de uno mismo en relación con el tiempo, lugar y persona.

Original Thirteen Los Trece Primeros || Los trece padres fundadores de la Association of Medical Superintendents of American Institutions for the Insane, 1844-1891, y la American Medico-Psychological-Association, 1892-1919. Ver también *American Psychiatric Association.*

orphan drugs medicamentos huérfanos || Medicamentos que las compañías farmacéuticas no desean desarrollar, bien a causa de que no pueden ser patentados (p.ej., el litio), porque son usados solamente en situaciones raras por muy pocas personas, o por una diversidad de razones económicas legítimas. En tales casos, el gobierno federal actuará sobre las compañías para que estas hagan que los medicamentos estén a la disposición de aquellos que los necesitan.

orthomolecular treatment (megavitamin therapy) tratamiento ortomolecular (terapia megavitamínica) || Un planteamiento basado en la asunción de que «para cada mente torcida, existe una molécula torcida», y que de alguna forma la enfermedad psiquiátrica, y quizás otras enfermedades, son debidas a anormalidades bioquímicas, que producen necesidades aumentadas de sustancias específicas, tales como vitaminas. Este tratamiento es de eficacia desconocida y no probada.

orthopsychiatry ortopsiquiatría || Un planteamiento que implica el esfuerzo colaborador de la *psiquiatría,* la *psicología,* el *trabajo social psiquiátrico,* y otras ciencias de la conducta, médicas, y sociales, en el estudio y tratamiento de la conducta humana en el ambiente clínico. El énfasis es colocado sobre las técnicas preventivas para promover un crecimiento y desarrollo emocional sano, especialmente de los niños.

outpatient paciente ambulatorio || Un paciente que está recibiendo cuidado ambulatorio en un hospital o en otra institución de cuidados médicos, sin ser ingresado en la institución.

overcompensation sobrecompensación || Un proceso *consciente* o *inconsciente,* en el cual un déficit real o imaginario, físico o psicológico, produce una corrección exagerada. Concepto introducido por *Adler.*

overdetermination sobredeterminación || El concepto de las múltiples causas *inconscientes* de una reacción o *síntoma emocional.*

P

pandemic pandémico || Ver en *epidemiología.*

panic pánico || Ansiedad repentina, arrolladora, de tal intensidad que produce terror y cambios fisiológicos.

panic disorder trastorno de pánico || Periodos discretos de intenso miedo o malestar. Señalado en el *DSM-III-R* como un trastorno de *ansiedad* con o sin agorafobia.

panphobia panfobia || Ver *fobia.*

paranoia paranoia || Un estado raro caracterizado por el desarrollo gradual de un sistema de pensamiento elaborado, complejo, intrincado, basado (y a menudo procediendo lógicamente de él) en la mala interpretación de un acontecimiento real. Una persona con paranoia a menudo se considera a si misma dotada con una capacidad suprema y única. A pesar de su curso crónico, este estado no parece interferir con el pensamiento y la personalidad. A distinguir de *esquizofrenia, tipo paranoide.*

paranoid paranoide || Un término profano usado comunmente para describir una persona excesivamente sospechosa. El uso técnico del término se refiere a persona con *ideación paranoide,* o a un tipo de *esquizofrenia,* o una clase de trastornos. Ver también *trastornos delirantes (paranoides).*

paranoid disorders trastornos paranoides || Ver *trastornos de delirio (paranoide).*

paranoid ideation ideación paranoide || Creencia sospechosa o no delirante, de que uno está siendo acosado, perseguido o tratado injustamente.

paraphilia parafilia || Una situación en la cual *fantasías* sexuales estimulantes, persistentes y repetitivas, de una naturaleza rara, están asociadas con preferencia o uso de un objeto no humano para la estimulación sexual, la actividad sexual repetitiva con seres humanos que implica sufrimiento o humillación real o simulada, o la actividad sexual repetitiva con parejas no consentidoras.

parapraxis parapraxia || Un acto imperfecto, defecto, o lapsus de memoria, tal como un desliz de la lengua o la mala colocación de un artículo. Según *Freud,* estos actos están causados por motivos inconscientes.

paraprofessional paraprofesional || Un auxiliar capacitado que ayuda a una persona profesional, generalmente en un establecimiento médico.

parapsychology parapsicología || El estudio de los fenómenos sensoriales o motores mostrado por algunos seres humanos (y algunos animales), que ocurren sin la mediación de los órganos sensoriales o motores conocidos. Los datos de la parapsicología no son tenidos en cuenta por los principios de la ciencia convencional.

parasympathetic nervous system sistema nervioso parasimpático || La parte del *sistema nervioso autónomo o vegetativo* que controla los órganos del cuerpo que sostienen la vida en condiciones normales, libres de peligro. Ver también *sistema nervioso simpático.*

parataxic distortion distorsión paratáxica || Término de *Sullivan* para las incorrecciones en el juicio y la percepción, especialmente en las relaciones interpersonales, basado en la necesidad del observador de percibir los sujetos y las relaciones de acuerdo con un modelo establecido por la experiencia anterior. Las distorsiones paratáxicas se desarrollan como una *defensa* contra la *ansiedad.*

paresis paresia || Debilidad de origen orgánico; parálisis incompleta; término usado a menudo en lugar de *parálisis general.*

paresthesia parestesia || Sensación táctil anormal, descrita a menudo como quemadura, pinchazo, cosquillas, hormigueo o picazón.

parkinsonism parkinsonismo || Trastorno neurológico caracterizado por temblor rápido, torpe, con movimientos como los de hacer píldoras, cara de máscara, rigidez en rueda dentada, babeo, *acinesia*, bradicinesia o trastorno de la marcha. Asociado con el agotamiento de *dopamina* en los ganglios basales. Ver también *parkinsonismo producido por medicamentos.*

partial hospitalization hospitalización parcial || Un programa de tratamientos psiquiátrico para los pacientes que requieren hospitalización solamente durante el día, por la noche, o en los fines de semana.

passive-agressive personality personalidad pasivo-agresiva || Ver *trastornos de la personalidad.*

passive-dependent personality personalidad pasivo-dependiente || Ver personalidad *dependiente* en *trastornos de la personalidad.*

pastoral counseling consejo pastoral || El uso de los principios psicológicos por los sacerdotes capacitados para ayudar a los miembros de su congregación que buscan ayuda por problemas emocionales.

pathognomonic patognomónico || Un síntoma o grupo de síntomas que son específicos para el diagnósticos o típicos de una enfermedad.

Pavlov, Ivan Petrovich (1849-1936) || Neurofisiólogo ruso, famoso por su investigación en los reflejos condicionados. Obtuvo el premio Nobel de Medicina en 1904 por su trabajo sobre la fisiología de la digestión.

pavor nocturnus pavor nocturno || Ver *trastornos de terror en el sueño.*

pederasty pederastia || Coito anal homosexual entre hombres y niños, siendo los últimos las parejas pasivas. Este término es usado con menos precisión para designar coito anal homosexual del varón.

pedophilia pedofilia || Una *parafilia* que implica actividad sexual de los adultos con los niños como sujetos. Puede implicar cualquier forma de coito *homosexual* o heterosexual.

peer review examen de colega || El examen por paneles de médicos, y algunas veces de profesionales de la salud asociados, de los servicios suministrados por otros médicos. Ver también *organización de examen de los estándares profesionales* y *comité de examen de la utilización.*

peer review organization organización del examen de colegas || Un sistema que determina lo apropiado y razonable del cuidado médico en el programa Medicare.

pellagra pelagra || Una deficiencia de vitamina B_3 (nicotinamida), que puede ser la causa de *síntomas* mentales importantes tales como *delirios* y pensamiento deteriorado asi como síntomas físicos tales como dermatitis.

penis envy envidia del pene || En teoría *psicoanalítica*, envidia por parte de la niña, de los genitales del niño.

percepcion percepción || Proceso mental mediante el cual, los datos intelectuales, sensoriales y emocionales son organizados lógicamente o con sentido.

perseveration perseveración || Ver *tabla de defectos neurológicos.*

persona persona || Un término de Jung para la máscara o fachada de la personalidad que cada persona presenta al mundo externo, a distinguir del ser interior de uno o *anima.* Ver *Jung.*

personality personalidad || El modo característico mediante el cual piensa, siente, y se conduce una persona; el modelo de conducta profundamente arraigado que desarrolla cada persona, tanto *consciente* como *inconscietemente,* como el estilo de vida o el modo de ser al adaptarse al ambiente.

personality disorders trastornos de la personalidad || Modelos arraigados profundamente, inflexibles, de mala adaptación de relacionarse, percibir y pensar y de suficiente gravedad para causar deterioro o alteración del funcionamiento. Los trastornos de la personalidad son reconocibles generalmente en la *adolescencia* o antes, continuan a través de la edad adulta, y se hacen menos obvios en la mediana edad o en la vejez. Algunos trastornos de la personalidad citados en el *DSM-III-R* son:

antisocial antisocial || Una falta de socialización junto con modelos de conducta que llevan repetidamente a una persona a tener conflictos con la sociedad; incapacidad de lealtad significativa a los demás o a los valores sociales; crueldad; irresponsabilidad; impulsividad; e incapacidad de sentir culpabilidad o de aprender de la experiencia o el castigo. La tolerancia de la frustración es baja y tales personas tienden a culpar a los demás o presentar racionalizaciones verosímiles de su conducta. La conducta característica aparece antes de los 15 años, aunque el diagnóstico puede no estar claro hasta la edad adulta.

borderline límite || Un trastorno que incluye, en las relaciones interpersonales, cólera inapropiada, incontrolada, intensa; alteración de la identidad; inestabilidad del *afecto;* intolerancia de estar solo; actos de autolesión física; y sentimientos de vaciedad.

compulsive compulsiva || Capacidad restringida de expresar calor y emociones cariñosas; preocupación por las reglas, el orden, la eficacia, la organización y el detalle; excesiva devoción al trabajo y productividad con la exclusión del placer; indecisión.

dependent dependiente || Inducir a otros a asumir la responsabilidad para áreas importantes de la vida de uno; subordinar las necesidades propias de uno, a las de los demás, de los que uno es dependiente, para evitar cualquier posibilidad de independencia; falta de confianza en si mismo.

histrionic histriónica || Excitabilidad, inestabilidad emocional, hiperreactividad y llamar la atención y a menudo auto-dramatización seductora, sea o no la persona consciente de su propósito. Las personas con este trastorno son inmaduras, auto-centradas, vanas, y extraordinariamente dependientes. Algunas veces referidas como personalidad histérica.

narcissistic narcisista || Sentido grandioso de auto-importancia u originalidad; preocupación con fantasías de éxito sin límites; necesidad de atención y admiración constante; y trastornos de las relaciones interpersonales, tales como falta de *empatía*, explotación y relaciones que oscilan entre los extremos de superidealización y devaluación.

paranoid paranoide || Sospecha omnipresente de larga duración y desconfianza de los demás; hipersensibilidad y examen del ambiente en busca de indicios que validen selectivamente prejuicios, actitudes y sesgos. Están ausentes características estables tales como *delirios* y *alucinaciones*.

passive-aggresive pasivo-agresiva || La conducta agresiva se manifiesta de modos pasivos tales como obstruccionismo, enfurruñamiento, dilación, ineficacia intencional y obstinación. La *agresión* surge a menudo por el resentimiento por el fallo de no encontrar gratificación en una relación con un individuo o institución de la cual el individuo es dependiente en exceso.

schizoid esquizoide || Manifestada por timidez, demasiada sensibilidad, retraimiento social, ensueños frecuentes, evitación de relaciones estrechas o competitivas y excentricidad. Las personas con este trastorno, reaccionan a menudo a las experiencias molestas con desapego aparente y son incapaces de expresar hostilidad y sentimientos agresivos ordinarios.

schizotypal esquizotípica || Las características esenciales son diversas rarezas del pensamiento, la percepción, la comunicación y la conducta no lo suficientemente graves para satisfacer los criterios de *esquizofrenia.* Ninguna característica individual está presente invariablemente. El trastorno en el pensamiento puede expresarse como *pensamiento mágico, ideas de referencia* o *ideación paranoide.* Los trastornos de percepción pueden incluir *ilusiones* recurrentes, *despersonalización* o *desrealización.* A menudo hay marcadas peculiaridades en la comunicación; los conceptos pueden ser expresados sin claridad o extrañamente, usando palabras descarriadas, pero nunca hasta el punto de *disgregación de las asociaciones* o incoherencia. Frecuentemente, pero no invariablemente, las manifestaciones de la conducta incluyen aislamiento social y *afecto* constreñido o inapropiado, que interfiere con la relación de la interacción cara a cara.

persuasion persuasión || Un planteamiento terapéutico basado en sugerencia directa y guía con el fin de influir favorablemente las actitudes, las conductas y las metas del paciente.

perversion perversión || Un término impreciso usado para designar la desviación sexual. Ver también *parafilia.*

petit mal petit mal || Ver *epilepsia.*

phallic phase fase fálica || Ver *desarrollo psicosexual.*

phantom limb miembro fantasma || Un fenómeno experimentado frecuentemente por los amputados, en los cuales parece que se originan sensaciones, a menudo dolorosas, en la extremidad amputada.

pharmacokinetics farmacocinética || El estudio del proceso de distribución y de las tasas del medicamento, su metabolismo y disposición en el organismo.

phencyclidine (PCP) fenciclidina || Ver *tabla de drogas de uso abusivo frecuente.*

phenomenology fenomenología || El estudio de los incidentes o acontecimientos en su propio ser, más bien que desde el punto de vista de las causas inferidas; específicamente la teoría de que el comportamiento está determinada, no por la realidad externa tal como puede ser descrita objetivamente en términos físicos, sino más bien por el modo en el cual el sujeto percibe y vivencia esa realidad en cualquier momento. Ver también *psiquiatría existencial.*

phenothiazine derivatives derivados de la fenotiacina || Un grupo de medicamentos *psicotrópicos* que tienen en común, químicamente, la configuración fenotiacina, pero que difieren entre si mediante variaciones en otros componentes de la molécula. Como grupo de medicamentos, las fenotiacinas son también conocidas como medicamentos antipsicóticos o neurolépticos. Ver también *tabla de medicamentos usados en psiquiatría.*

phenotype fenotipo || Los atributos observables de un individuo; las manifestaciones físicas del *genotipo.*

phenylketonuria (PKU) fenilcetonuria || Un trastorno metabólico genético, caracterizado por una incapacidad de convertir la fenilalanina en tirosina. Produce la acumulación anormal de sustancias químicas que inter fieren con el desarrollo del cerebro. Tratable mediante dieta, cuando se detecta precozmente en la lactancia. Si no es tratado, se produce retraso mental. También conocido como oligofrenia fenilpiruvica.

phobia fobia || Un *miedo* intenso, *obsesivo*, persistente, irreal de un objeto o una situación. Se cree que el miedo se produce mediante un proceso de desplazamiento de un conflicto interno *(inconsciente)*, a un objeto externo simbólicamente relacionado con el conflicto. Ver también *desplazamiento*. Algunas de las fobias comunes son (añadir "miedo anormal de" a cada entrada):

achluophobia acluofobia || Oscuridad.

acrophobia acrofobia || Alturas.

agoraphobia agorafobia || Dejar el ambiente familiar de la casa o espacios abiertos.

ailurophobia ailurofobia || Gatos.

algophobia algofobia || Miedo del dolor.

androphobia androfobia || Hombres.

autophobia autofobia || Estar solo o soledad.

bathophobia batofobia || Profundidades.

claustrophobia claustrofobia || Espacios cerrados.

cynophobia cinofobia || Perros.

demophobia demofobia || Multitudes.

erythrophobia eritrofobia || Ruborizarse; usado algunas veces para referirse al rubor en si.

gynophobia ginofobia || Mujeres.

hypnophobia hipnofobia || Sueño.

mysophobia misofobia || Suciedad y los gérmenes.

panphobia panfobia || Todas las cosas.

pedophobia pedofobia || Niños.

xenophobia xenofobia || Extraños.

phrenology frenología || Teoría de la relación entre la estructura del cráneo y los rasgos mentales.

phylogenetic filogenético || Perteneciente al desarrollo de las especies. Contrastar con *ontogenético.*

pia mater pia madre || Una membrana fibrosa fina que envuelve estrechamente al cerebro y la médula espinal.

Piaget, Jean (1896-1980) || *Psicólogo* suizo famoso por sus conceptos teóricos e investigación sobre el desarrollo mental de los niños. Ver también *desarrollo cognoscitivo.*

piblokto piblokto || Ver *síndrome específicos de cultura.*

pica pica || Un trastorno alimenticio que consiste en el ansia de comer alimentos raros u otras sustancias. Observado en una variedad de situaciones médicas, embarazo y trastornos emocionales.

Pick's disease enfermedad de Pick || Una enfermedad degenerativa presenil del cerebro, posiblemente hereditaria, que afecta al cortex cerebral focalmente, especialmente los lóbulos frontales. Los *síntomas* incluyen deterioro intelectual, inestabilidad emocional, y pérdida del ajuste social. Ver también *enfermedad de Alzheimer.*

Pinel, Phillipe (1746-1826) || Psiquiatra reformador francés que fué pionero en la abolición del uso del encierro en la asistencia del enfermo mental.

piperazine piperacina || Ver *tabla de medicamentos usados en psiquiatría.*

piperidine piperidina || Ver *tabla de medicamentos usados en psiquiatría.*

placebo placebo || Un material sin actividad farmacológica, pero idéntico en la apariencia a un medicamento activo. Usado en la investigación farmacológica como un método para determinar los efectos reales del medicamento que se está probando. Ver también *tabla de términos de investigación.*

placebo effect efecto placebo || La producción o aumento de los efectos psicológicos o físicos por el uso de sustancias farmacológicamente inactivas administradas en circunstancias en las que la sugestión conduce al sujeto a creer que ocurrirá un efecto particular. Ver también *tabla de términos de investigación.*

plaques placas ||Ciertas áreas del cerebro que han sufrido una forma específica de degeneración. Las placas seniles (placas neuríticas) consisten en un núcleo central amiloide rodeado por una zona teñida menos intensamente que contiene neuronas anormales, con muchos procesos axonales y dendríticos y masas de filamentos helicoidales emparejados. En la *enfermedad de Alzheimer,* ellas son especialmente densas en el complejo amigdaloide y en el hipocampo. La relación entre las fibras de proteina anormal dentro de las neuronas (los filamentos helicoidales emparejados), y los de fuera de las células (esto es, amiloide) es actualmente desconocida. El gen AD-DP que codifica la proteina beta-amiloide que se acumula en las paredes de los vasos sanguíneos y en el tejido neuronal, tanto en los cerebros de Alzheimer como en los envejecidos de *Down,* corresponde al cromosoma 21.

plasma level nivel plasmático || Ver *niveles sanguíneos.*

play therapy terapia de juego || Una técnica de tratamiento que utiliza el juego del niño como un medio para la expresión y la comunicación entre el paciente y el terapeuta.

pleasure principle principio del placer || El concepto *psicoanalítico* según el cual las personas buscan instintivamente evitar el dolor y la molestia, y se esfuerzan por la gratificación y el placer. En la teoría del desarrollo de la personalidad, el principio del placer es anterior y subsiguientemente entra en conflicto con el *principio de la realidad.*

polyphagia polifagia || Comer en exceso patológico. También conocido como *bulimia*.

polysomnography polisomnografía || El registro durante toda la noche de una variedad de parámetros fisiológicos (p.ej., ondas cerebrales, movimientos oculares, tono muscular, respiración, ritmo cardíaco, tumescencia del pene), con el fin de diagnosticar los trastornos relacionados con el sueño.

porphyria porfiria || Un trastorno metabólico caracterizado por la excreción de porfirinas en la orina y acompañado por ataques de dolor abdominal, neuropatía periférica y una variedad de síntomas mentales. Algunos tipos son producidos por los *barbitúricos* y el alcohol.

positron emission tomography (PET scanning) tomografía de emisión de positrón (escáner TEP) || Una técnica de imagen del cerebro que permite evaluar las diferencias metabólicas regionales observando la distribución de los radio-isótopos. Mediante el uso de isótopos emisores de positrones y de glucosa, oxígeno, neurotransmisores, o medicamentos, se puede localizar los sitios de los cambios metabólicos aumentados (o disminuidos), hallazgos en el receptor, o flujo sanguíneo de una amplia variedad de situaciones neurológicas o psiquiátricas. La exposición visual es similar a la *tomografía axial computarizada* (escáner TAC).

postpartum psychosis psicosis posparto || Un término inexacto para cualquier *psicosis* (orgánica o funcional), que ocurre dentro de los 90 días después del parto.

posttraumatic stress disorder trastorno de estrés postraumático || Trastorno que se desarrolla después de experimentar un acontecimiento psicológicamente doloroso. Está caracterizado por volver a experimentar el acontecimiento y por una respuesta excesiva o implicación con los estímulos que recuerdan el acontecimiento. También llamado «enfermedad de los veteranos de Vietnam». Se presentan depresión, reacciones de susto o sobresalto, fenómenos vívidos de escenas retrospectivas y episodios disociativos.

potency potencia || La capacidad del varón de efectuar relaciones sexuales. A menudo usado para referirse específicamente a la capacidad de tener y conservar adecuada erección del pene durante el coito. Ver también *impotencia.*

preconscious preconsciente || Pensamientos que no están en la conciencia inmediata, pero que pueden ser recordados por el esfuerzo *consciente.*

pregenital pregenital || En *psicoanálisis,* se refiere al período de la infancia precoz, antes de que los genitales hayan empezado a ejercer influencia predominante en la organización o modelado de la conducta sexual. Las influencias anales y orales predominan durante este período. Ver también *desarrollo psicosexual.*

premature ejaculation eyaculación precoz || Eyaculación no deseada que ocurre inmediatamente antes o muy pronto en el coito. La rapidez de la eyaculación puede impedir que la mujer logre satisfacción sexual o alcance el orgasmo.

presenile dementia demencia presenil || En *DSM--III-R* llamada demencia degenerativa primaria de comienzo presenil. Ver también *enfermedad de Alzheimer, enfermedad de Pick.*

pressured speech habla apresurada || Habla rápida, acelerada, frenética. Algunas veces excede la capacidad de la musculatura vocal para expresarse con claridad, llevando a lenguaje confuso y desordenado, y en otras ocasiones excede la capacidad del oyente para comprenderlas, ya que el lenguaje expresa una *fuga de ideas* (como en la *manía*) o una jerga ininteligible.

prevalence prevalencia ||Frecuencia de un trastorno, usado especialmente en *epidemiología* para indicar el número total de casos en una unidad de población, en un momento dado.

prevention (preventive psychiatry) prevención (psiquiatría preventiva) || En el lenguaje médico tradicional, la prevención o profilaxis de un trastorno. En *psiquiatría de la comunidad,* el significado de prevención abarca la mejoría, el control y la limitación de la enfermedad. La prevención es a menudo categorizada como sigue:

primary prevention prevención primaria || Medidas para prevenir un *trastorno mental* (p.ej., por nutrición, sustitutos paternos, etc.).

secondary prevention prevención secundaria || Medidas para limitar un proceso de enfermedad (p.ej., mediante el diagnóstico precoz de casos y su tratamiento).

tertiary prevention prevención terciaria || Medidas para reducir el deterioro o incapacidad después de un trastorno (p.ej., mediante programas de rehabilitación).

primal scene escena primordial o primaria || En la teoría *psicoanalítica,* la observación real o imaginada por el lactante del coito heterosexual paterno, o de otros.

primary care physician médico de atención primaria || Generalmente un médico general o especialista en medicina de familia, medicina interna, pediatría y en ocasiones, obstetricia y ginecología, que sirve como el contacto inicial de los pacientes en los sistemas de salud dirigidos.

primary diagnosis diagnóstico principal || La situación establecida después del estudio, que es la situación más grave para la cual recibe tratamiento el paciente.

primary gain ganancia primaria || El alivio del *conflicto* emocional y la libertad de *ansiedad* lograda mediante un *mecanismo de defensa.* Contrastar con *ganancia secundaria.*

primary process proceso primario || En la teoría *psicoanalítica,* la actividad mental generalmente no organizada, característica del inconsciente. Está marcada por la libre descarga de energía y excitación sin consideración con las demandas del ambiente, la realidad o la lógica. Ver también *proceso secundario.*

Prince, Morton (1845-1929) || *Psiquiatra* y *neurólogo* americano conocido por su trabajo sobre *personalidades múltiples.*

prison psychosis psicosis de prisión o carcelarias || Ver *síndrome de Ganser.*

privileged communication comunicación privilegiada || Ver *tabla de términos legales.*

problem solving solución de problemas || Una forma específica de actividad intelectual usada cuando un individuo se enfrenta con una situación, que él es incapaz de manejar valiendose de sus conocimientos adquiridos. Las estrategias de resolver problemas son consideradas cruciales en cualquier esfuerzo psicoterapéutico.

problem-oriented record historia clínica orientada al problema || Un sistema conceptual sencillo para acelerar y mejorar las historias clínicas. Contiene cuatro secciones ordenadas lógicamente: los datos básicos, la relación del problema, los planes y el seguimiento.

process schizophrenia proceso esquizofrénico || Ver *esquizofrenia.*

prodome (precursor) pródomo (precursor) || Un síntoma precoz o premonitorio de una enfermedad o trastorno.

professional standards review organization (PSRO) organización de examen de los estándares profesionales (PSRO) || Una organización patrocinada por los médicos, encargada del examen completo y continuo de los servicios prestados mediante Medicare, Medicaid y programas de salud maternal e infantil. El objeto de este examen consiste en determinar a los efectos de reembolso mediante estos programas, si los servicios son médicamente necesarios; suministrados de acuerdo con los criterios profesionales, normas y estándares; y en el caso de los servicios institucionales, si son suministrados en ambientes apropiados. Ver también *organización de examen de los colegas (PRO).*

prognosis pronóstico || La predicción del curso futuro de una enfermedad.

projection proyección || Un *mecanismo de defensa* que actúa *inconscientemente,* en el cual lo que es emocionalmente inaceptable para el yo, es inconscientemente rechazado y atribuido (proyectado) a los demás.

projective tests pruebas proyectivas || Pruebas diagnósticas psicológicas en las cuales el material del test no está estructurado, de modo que cualquier respuesta reflejará una *proyección* de algún aspecto de la *personalidad* y *psicopatología* subyacente del sujeto. Ver también *tabla de test psicológicos.*

prolactin prolactina || Una hormona segregada por la hipófisis que promueve la lactancia en la hembra, y que puede estimular la secreción de testosterona en el macho. La secreción de prolactina está controlada en parte por factores inhibitorios y liberadores en el cerebro. Debido a que la *dopamina* está implicada en la inhibición en el cerebro de la secreción de prolactina, la medición de prolactina en el suero ha sido propuesta como un modo de juzgar los efectos de los medicamentos antipsicóticos que se ha pensado actúan primariamente bloqueando los efectos de la dopamina.

pseudodementia pseudodemencia || Un *síndrome* en el cual la *demencia* es simulada o caricaturizada por enfermedades psiquiátricas funcionales. Los *síntomas* y las respuestas a las preguntas del *examen del estado mental,* son similares a las encontradas en casos comprobados de demencia. En la pseudodemencia, el diagnóstico principal a ser considerado en el diferencial, es la *depresión* en una persona mayor, versus, deterioro cognoscitivo por enfermedad orgánica del cerebro.

psyche psique || La mente.

psychedelic psicodélico || Un término aplicado a cualquiera de las distintas drogas que pueden inducir *alucinaciones* y estados psicóticos, incluyendo la producción de distorsiones del tiempo, el sonido, el color, etc. Entre las drogas psicodélicas ordinariamente más usadas están el *LSD,* la marihuana, la mescalina, la psilocibina. Ver también *tabla de drogas de empleo abusivo frecuente.*

psychiatric illness enfermedad psiquiátrica || Ver *trastorno mental.*

Psychiatric News || El periódico quincenal de la *American Psychiatric Association.*

psychiatric nurse enfermera psiquiátrica || Cualquier enfermera empleada en un hospital psiquiátrico u otro ambiente psiquiátrico, que tiene una capacitación y experiencia especial en el manejo de los pacientes psiquiátricos. Algunas veces el término se usa para señalar solamente aquellas enfermeras que tienen un grado de master en enfermería psiquiátrica.

psychiatric social worker asistente social psiquiátrico || Ver *asistente social.*

psychiatrist psiquiatra || Médico licenciado que se especializa en el diagnóstico, tratamiento y prevención de los trastornos mentales y emocionales. La capacitación lleva consigo un grado en medicina y cuatro años o más, de capacitación apropiada como residente. Para aquellos que desean entrar en una subespecialidad, tal como psiquiatría infantil, *psicoanálisis,* administración y parecido, es esencial una capacitación adicional.

psychiatry psiquiatría || La ciencia médica que trata sobre el origen, diagnóstico, prevención y tratamiento de los *trastornos mentales.*

psychic determinism determinismo psíquico || Ver *determinismo.*

psychoactive substance use disorder trastorno por el uso de sustancia psicoactiva. Ver *drogodependencia.*

psychoanalist psicoanalista || Una persona, generalmente un *psiquiatra,* que ha tenido capacitación en *psicoanálisis* y que emplea las técnicas de la teoría psicoanalítica.

psychoanalysis psicoanálisis || Una teoría de la *psicología* del desarrollo y la conducta humana, un método de investigación, y un sistema de *psicoterapia,* originalmente desarrollado por *Freud.* Mediante el análisis de las *asociaciones libres* y la *interpretación* de los sueños, las *emociones* y la conducta, son rastreadas a la influencia de los *impulsos* instintivos reprimidos y las defensas contra ellos en el *inconsciente.* El tratamiento *psicoanalítico* busca eliminar o disminuir los efectos indeseables de los *conflictos* inconscientes haciendo que el analizando se de cuenta de su existencia, origen y expresión inapropiada en las emociones y conducta corrientes. Ver también *tabla de escuelas de psiquiatría.*

psychobiology psicobiología || Una escuela de pensamiento psiquiátrico que considera las experiencias biológicas, psicológicas y de la vida social de una persona, como una unidad integrada. Asociado con Adolf *Meyer,* quien introdujo el término en los Estados Unidos en 1915. Ver también *tabla de escuelas de psiquiatría.*

psychodrama psicodrama || Una técnica de *psicoterapia* de grupo concebida y practicada por J.L. Moreno, en la cual los individuos expresan sus problemas emocionales propios o asignados mediante dramatización.

psychodynamics psicodinámica || El conocimiento sistematizado y la teoría de la conducta humana y su motivación, estudio que depende principalmente de la significación funcional de la *emoción.* La psicodinámica reconoce el papel de la motivación *inconsciente* en la conducta humana. La ciencia de la psicodinámica asume que la conducta de uno está determinada por la experiencia pasada, la dotación genética y la realidad corriente.

psychoendocrinology psicoendocrinología || El estudio de los efectos psicológicos de la actividad neuroendocrinológica. Por ejemplo, es sabido que la liberación e inhibición de las hormonas hipofisarias son mediadas en parte por las monoaminas del cerebro, cuyos trastornos han sido implicados en la patogénesis de varias enfermedades psiquiátricas.

psychogenesis psicogénesis || Producción o causalidad de un *síntoma* o enfermedad por factores mentales o psíquicos, en oposición a factores orgánicos.

psycogenic pain disorder trastorno de dolor psicógeno || En *DSM-III-R* llamado *trastorno somatomorfo;* dolor en el cual están ausentes los hallazgos físicos idóneos y en el cual hay prueba de que los factores psicológicos juegan un papel causal. Ver *trastorno somatomorfo.*

psychohistory psicohistoria || Un enfoque de la historia que examina acontecimientos dentro de un marco psicológico.

psychoinmunology psicoinmunología || El estudio de la conexión entre el cerebro y las emociones y el sistema inmunitario.

psycholinguistics psicolingüística || El estudio de los factores que afectan a las actividades implicadas en la comunicación y comprensión de la información verbal. Ver también *cinética.*

psychologic tests tests o pruebas psicológicos || Ver *tabla de tests psicológicos.*

psychological autopsy autopsia psicológica || Evaluaciones post-mortem de la psicodinámica que condujo al suicidio de una persona.

psychologist psicólogo || Una persona que tiene un grado en *psicología* de un programa autorizado. Los suministradores de servicios psicológicos están autorizados mediante la ley aplicable del estado, mientras que aquellos que enseñan o hacen investigación, están generalmente exentos de los requisitos de autorización.

psychology psicología || Una disciplina académica, una profesión, y una ciencia que trata sobre el estudio de los procesos mentales y la conducta de las personas y los animales.

psychology, analytic analítica, psicología || Ver *psicología analítica* y *Jung.*

psychology, individual individual, psicología || Ver *psicología individual* y *Adler.*

psychometry psicometría || La ciencia de probar y medir la capacidad mental y psicológica, los potenciales de eficacia y el funcionamiento, con inclusión de los componentes *psicopatológicos.* Ver *tabla de tests psicológicos.*

psychomotor psicomotor || Actividad combinada física y mental.

psychomotor agitation agitación psicomotora || Hiperactividad física y emocional generalizada en respuesta a estímulos internos y/o externos, como en la *hipomanía.*

psychomotor retardation retraso o inhibición psicomotor || Un enlentecimiento generalizado de las reacciones físicas y emocionales. Específicamente, el enlentecimiento de movimientos tales como parpadeo; observado frecuentemente en la depresión.

psychoneurosis psiconeurosis || Ver *neurosis.*

psychopathic personality personalidad psicopática || Un término antiguo para personalidad antisocial. Tales personas son referidas a veces como psicópatas. Ver también *trastornos de la personalidad.*

psychopathology psicopatología || El estudio de las causas y de los procesos significativos en el desarrollo de los *trastornos mentales.* También las manifestaciones de los trastornos mentales.

psychopharmacology psicofarmacología || El estudio de los efectos de los medicamentos psicoactivos sobre la conducta, tanto de los animales, como de las personas. La psicofarmacología clínica incluye más específicamente tanto el estudio de los efectos del medicamento en los pacientes, como el uso experto de los medicamentos en el tratamiento de las condiciones psiquiátricas.

psychophysiologic disorders trastornos psicofisiológicos || Un grupo de trastornos caracterizados por *síntomas* físicos que afectados por factores emocionales implican un solo sistema orgánico, generalmente bajo el control del *sistema nervioso autónomo.* Los síntomas están causados por cambios fisiológicos que normalmente acompañan a ciertos estados emocionales, pero los cambios son más intensos y sostenidos. Llamados frecuentemente trastornos *psicosomáticos.* Estos trastornos son llamados y clasificados generalmente de acuerdo con el sistema orgánico implicado (p.ej., gastrointestinal, respiratorio). En *DSM-III-R,* tales casos serían diagnosticados como factores psicológicos que afectan a la situación física. La situación física específica es diagnosticada y registrada por separado.

psychosexual development desarrollo psicosexual || Una serie de estados desde la infancia a la edad adulta, relativamente fijos en el tiempo, determinados por la interacción entre los impulsos biológicos de una persona y el ambiente. Con la resolución de esta interacción tiene lugar un desarrollo orientado a la realidad, equilibrado; con la perturbación, se produce *fijación* y *conflicto.* Este trastorno puede permanecer latente, o dar lugar a alteraciones caracterológicas o de conducta. Los estados del desarrollo son:

anal anal || El período de desarrollo psicosexual *pregenital* que dura generalmente desde el primero a los tres años, en el cual el niño tiene interés y preocupación particular por el proceso de defecación y las sensaciones relacionadas con el ano. La parte agradable de la experiencia se designa como erotismo anal. Ver también *carácter anal.*

edipal edípica || Solapándose algo con el estado fálico, esta fase (edades de cuatro a seis años), representa un período de conflicto inevitable entre el niño y los padres. El niño debe desexualizar la relación con ambos padres con el fin de obtener la relación afectuosa con ambos. El proceso se efectua por internalización de las imágenes de ambos padres, dando con ello forma más definida al *superego* del niño. Con esta internalización completada en gran parte, la regulación de la autoestima y la conducta moral, vienen desde el interior.

oral oral || El más precoz de los estados del desarrollo psicosexual infantil, que dura desde el nacimiento hasta los 12 meses o más. Subdividido generalmente en dos estados: el *erótico* oral, relacionado con la experiencia placentera de chupar, y el *sádico oral* asociado con los mordiscos agresivos. Ambas situaciones, el erotismo oral y el *sadismo* continuan hasta la edad adulta en formas disfrazadas y subliminales, tales como los rasgos de carácter de exigencia o pesimismo. El conflicto oral, como una influencia general y penetrante, puede subyacer los determinantes psicológicos de los trastornos por adicción, la *depresión* y algunos trastornos psicóticos funcionales.

phallic fálico || El período de alrededor de dos años y medio a los seis años, durante el cual el interés sexual, la curiosidad y la experiencia agradable se centra alrededor del pene en los niños, y en las niñas en menor grado, en el clítoris.

psychosexual disfuntion disfunción psicosexual || Un trastorno caracterizado por una inhibición del deseo sexual; pueden estar también presentes, excitación sexual, *orgasmo, eyaculación precoz, dispareunia* o vaginismo. En *DSM-III-R,* llamados *trastornos* sexuales para reflejar más exactamente el hecho de que está a menudo presente un componente biogénico.

psychosis psicosis || Un *trastorno mental* importante de origen *orgánico* o *emocional,* en el cual la capacidad de una persona para pensar, responder emocionalmente, recordar, comunicar, interpretar la realidad, y conducirse apropiadamente está suficientemente deteriorada como para interferir gravemente con la capacidad para satisfacer las demandas ordinarias de la vida. Caracterizado a menudo por conducta de *regresión, humor* inapropiado, control de los impulsos disminuido, y contenidos mentales anormales tales como *delirios* y *alucinaciones.* El término es aplicable a situaciones que tienen un amplio rango de gravedad y duración. Ver también *esquizofrenia, trastorno bipolar, depresión, trastorno mental orgánico,* y *comprobación de la realidad.*

psychosocial development desarrollo psicosocial || Interacción progresiva entre una persona y su ambiente a través de estados que comienzan en la lactancia, como fue descrito primeramente por *Erikson.* Las tareas del desarrollo específico que implican relaciones sociales y el papel de la realidad social son confrontados por una persona en puntos de desarrollo específicos para cada fase. Las tareas primarias son paralelas con los estados de *desarrollo psicosexual;* las tareas últimas se extienden hasta la edad adulta. Las soluciones con éxito y sin éxito para cada tarea, están enumeradas más adelante con el correspondiente período cronológico y el estado psicosexual cuando es pertinente. Ver también *desarrollo cognoscitivo.*

Soluciones de la tarea	*Periodo cronológico*	*Estado psicosexual*
confianza, frente a desconfianza	lactancia	oral
autonomía, frente a vergüenza, duda	comienzo de la infancia (párvulos)	anal
iniciativa, frente a culpa	preescolar	fálico (Edipo)
laboriosidad, frente a inferioridad	edad escolar	latencia
identidad, frente a difusión de la identidad	adolescencia	
intimidad, frente a aislamiento	adulto joven	genital
generatividad, frente a autoabsorción	adulto	
integridad, frente a desesperación	edad madura	

psychosomatic psicosomático || La interacción constante e inseparable de la *psique* (mente) y el *soma* (cuerpo). Usado más frecuentemente para referirse a la enfermedad en la cual las manifestaciones son principalmente físicas con al menos una etiología parcialmente emocional. Ver también *trastornos psicofisiológicos.*

psychosurgery psicocirugía || Intervención quirúrgica para seccionar las fibras que conectan una parte del cerebro con otra, o eliminar o destruir tejido cerebral con la intención de modificar o alterar los trastornos graves de conducta, contenido del pensamiento, o *humor.* Tal cirugía puede ser llevada a cabo también para aliviar el dolor intratable.

psychotherapist psicoterapéuta || Una persona capacitada para tratar los transtornos mentales, emocionales o de conducta.

psychotherapy psicoterapia || Un proceso mediante el cual una persona que desea aliviar los *síntomas,* resolver problemas de la vida, o que busca desarrollo personal, entra en un convenio implícito o explícito para interactuar de un modo prescrito con un psicoterapeuta. Ver también *psicoterapia breve.*

psychotic depression depresión psicótica || Ver *depresión.*

psychotomimetic psicotomimético || Literalmente que imita a una *psicosis.* Usado para referirse a ciertas drogas tales como el *LSD* o la *mescalina,* las cuales pueden producir estados psicóticos.

psycogenic pain disorder trastorno de dolor psicógeno || En el *DSM-III-R* llamado *trastorno somatomorfo;* dolor en el cual están ausentes los hallazgos somáticos idóneos y en el cual hay prueba de que los factores psicológicos juegan un papel causal. Ver *trastorno somatomorfo.*

psycotropic psicotrópico || Un término usado para describir los medicamentos que tienen una acción especial sobre la *psique.* Ver también *tabla de medicamentos usados en psiquiatría.*

pyromania piromanía || Ver en *-manía.*

Q

q-sort de tipo q || Ver *tabla de términos de investigación.*

quality assurance garantía de la calidad || Actividades y programas que se proponen para asegurar la calidad del cuidado en un establecimiento médico o programa definido. Tales programas deben incluir componentes educativos con el fin de remediar las deficiencias identificadas en la calidad.

R

random azar || Un término estadístico que señala exactitud por la suerte, o sin atención a la selección o planificación. Ver también *tabla de términos de investigación.*

Rank, Otto (1884-1939) || *Psicoanalista* vienés profano y seguidor precoz de *Freud.* «El trauma del nacimiento» su libro principal, fue publicado en 1924. Emigró a los Estados Unidos en 1935 e influyó fuertemente sobre el Philadelphia Child Guidance Center y la University of Pennsylvania School of Social Work.

rape violación || Asalto sexual, coito forzado sin el consentimiento de la pareja.

rapport relación || El sentimiento de acuerdo armónico y respuesta mutua que contribuye a la confianza del paciente en el terapeuta y la voluntad de trabajar cooperativamente. A distinguir de *transferencia,* la cual es *inconsciente.*

rationalization racionalización || Un *mecanismo de defensa,* que actua *inconscientemente,* en el cual la persona intenta justificar o hacer *conscientemente* tolerable por medios plausibles sentimientos, conducta o motivos que de otra manera serían intolerables. No confundir con evasión consciente o disimulo. Ver también *proyección.*

Ray, Isaac (1807-1881) || Un fundador de la *American Psychiatric Association* cuyo «Treatise on the Medical Jurisprudence of Insanity», fue el trabajo pionero americano en *psiquiatría forense.*

reaction formation formación reactiva || Un *mecanismo de defensa,* que actua *inconscientemente,* mediante el cual una persona adopta los *afectos,* ideas, actitudes y conductas, que son las opuestas de los impulsos que él alberga, bien *conscientemente* o inconscientemente (p.ej., el celo moral excesivo puede ser una reacción a fuertes, pero *reprimidos,* impulsos asociales).

reactive depression depresión reactiva || Ver *depresión.*

reactive schizophrenia esquizofrenia reactiva || Ver *esquizofrenia.*

reality principle principio de realidad || En teoría *psicoanalítica,* el concepto de que el *principio del* placer, el cual representa las reclamaciones de los deseos *instintivos,* es normalmente modificado por las demandas y los requerimientos del mundo externo. De hecho, el principio de realidad puede actuar todavía en nombre del principio del placer, pero refleja compromisos y permite el aplazamiento de la gratificación a un momento más apropiado. El principio de realidad se convierte generalmente en más prominente durante el curso del desarrollo, pero puede ser débil en ciertas enfermedades psiquiátricas y experimentar un refuerzo durante el tratamiento.

reality testing comprobación de la realidad, contacto con la realidad || La capacidad de evaluar el mundo exterior objetivamente y diferenciar adecuadamente entre él y el mundo interno. La falsificación de la realidad, como en la *denegación* o *proyección* masiva, indica un deterioro grave del funcionamiento del *ego* y/o los procesos de percepción y memoria sobre los cuales está basado parcialmente. Ver también *psicosis.*

recall recuerdo || El proceso de aportar memoria a la *conciencia.* El recuerdo es usado a menudo para referirse al recuerdo de los hechos, acontecimientos y sentimientos que ocurrieron en el pasado inmediato.

receptor receptor || Un área especializada sobre la membrana de un nervio, un vaso sanguíneo, o un músculo, que recibe la estimulación química que activa o inhibe el nervio, el vaso sanguíneo o el músculo.

reciprocal inhibition inhibición recíproca || En la *terapia de conducta,* la hipótesis de que si el estímulo que provoca *ansiedad* ocurre simultáneamente con la inhibición de la ansiedad (p.ej., relajación), el lazo entre esos estímulos y la ansiedad será debilitado.

reference, delusion of (idea of) referencia, delirio de (idea de) || Ver *ideas de referencia.*

regional cerebral blood flow (RCBF) flujo sanguíneo cerebral regional || Una medición obtenida mediante el uso de una técnica no invasora, tal como el xenón radiactivo para hacer el gráfico del flujo sanguíneo cerebral. Ver también *imagen del cerebro.*

regression regresión || Retorno parcial o simbólico a modelos más infantiles de reaccionar o pensar. Manifestado en una amplia variedad de circunstancias, tales como el *sueño* normal, el juego, la enfermedad física y en muchos *trastornos mentales.*

rehabilitation rehabilitación || Los métodos y las técnicas usadas para lograr el máximo funcionamiento y óptimo ajuste para el paciente y evitar recaídas o recurrencias de la enfermedad; a veces llamado *prevención* terciaria.

Reich, Wilhelm (1897-1957) || *Psicoanalista* alemán, que emigró a los Estados Unidos en 1939; notable por su énfasis sobrę la necesidad de la libre expresión de la *líbido* sexual (orgon) como una cura de la *neurosis.*

Reik Theodor (1888-1969) || *Psicoanalista* y seguidor precoz de *Freud,* que hizo valiosas contribuciones al psicoanálisis sobre los asuntos de religión, masoquismo y técnica terapéutica.

reinforcement refuerzo || El fortalecimiento de una respuesta por recompensa o evitación del castigo. Este proceso es central en el *condicionamiento operante.*

relatedness capacidad de relaciones || Sentido de simpatía y empatía con los demás.

REM latency latencia REM || El tiempo de retraso entre el comienzo del sueño (estado 2 del sueño) y el primer periodo REM, menos cualquier tiempo despierto.

REM sleep sueño REM || Movimientos rápidos oculares (MOR) durante el *sueño.*

reminiscence reminiscencia || Un proceso universal, normal, de revisión de la vida en el anciano, promovido en parte por la realización de que se aproxima la muerte. La persona examina su vida y conflictos pasados y las posibilidades para su solución. Pueden estar presentes *depresión, ansiedad,* pesar, y desesperación.

remission remisión || Disminución de una enfermedad.

repetition compulsion compulsión de repetición || En la teoría *psicoanalítica* el impulso para volver a representar las experiencias emocionales anteriores. Considerado por *Freud* más fundamental que el *principio del placer.* De acuerdo con *Jones,* «el impulso ciego de repetir las experiencias y situaciones precoces, completamente independiente de cualquier ventaja que puede acarrear el hacerlo así desde un punto de vista de placer-dolor».

repression represión || Un *mecanismo de defensa,* que actua *inconscientemente,* que hace desaparecer las ideas, las fantasías, los afectos o los impulsos inaceptables de la conciencia, o que mantiene fuera de la conciencia lo que nunca ha sido consciente. Aunque no está sujeto al recuerdo voluntario, el material reprimido puede volver a surgir en forma disfrazada. Confundido a menudo con mecanismo consciente de *supresión.*

reserpine reserpina || Un alcaloide usado para el tratamiento de la hipertensión y la ansiedad.

resident residente || Un médico que está en formación graduada para obtener el título de especialista en un campo especial de la medicina, tal como la *psiquiatría.* La *American Board of Psychiatry and Neurology* requiere cuatro años de capacitación en una institución acreditada para calificar para el examen de la junta en psiquiatría.

residential treatment facility institución para tratamiento residencial || Ver *albergue.*

resistance resistencia || La defensa psicológica de uno, *consciente* o *inconsciente* contra la traida de pensamientos *reprimidos* (inconscientemente) a la luz.

respondent conditioning (classical conditioning, Pavlovian conditioning) condicionamiento respondiente (condicionamiento clásico, condicionamiento de Pavlov) || La producción de una respuesta por un estímulo que normalmente no produce tal respuesta. La respuesta es mediada principalmente por el *sistema nervioso autónomo* (tal como la salivación o un cambio en el ritmo cardiaco). Un estímulo previamente neutro es presentado de forma repetida justamente antes de un estímulo no condicionado, que normalmente produce esa respuesta. Cuando ocurre la respuesta subsiguientemente en presencia del estímulo previamente neutro, se llama una respuesta condicionada, y el estímulo anteriormente neutro, un estímulo condicionado.

retardation retraso || Ver *retraso mental* y *retraso psicomotor.*

retrograde amnesia amnesia retrógrada || Ver *amnesia.*

retrospective falsification falsificación retrospectiva || Distorsión *inconsciente* de experiencias pasadas para conformarse con las necesidades emocionales presentes.

ribonucleic acid (RNA) ácido ribonucléico (ARN) || Una sustancia química implicada en la síntesis de la proteina celular. Su estructura es codificada por el *DNA (ácido desoxirribonucléico).* Puede jugar un papel en la *memoria.*

right to refuse treatment derecho a rechazar el tratamiento || Ver *tabla de términos legales.*

rigidity rigidez || En *psiquiatría,* resistencia excesiva al cambio. Ver también *parkinsonismo* y *síndrome extrapiramidal.*

ritual ritual || Una actividad repetitiva, generalmente una elaboración distorsionada o estereotipada de alguna rutina de la vida diaria, empleada para aliviar la *ansiedad.* Observada muy frecuentemente en la *neurosis obsesivo compulsiva* (ver en *neurosis*).

Rogers, Carl R. (1902-1987) || Psicólogo, un fundador de la psicología humanística y conocido por el desarrollo de un enfoque de la psicoterapia centrado en el cliente, el cual permite al paciente tomar la iniciativa sobre el ritmo y la duración de la terapia; creó el término «auto-actualización» para describir el auto-descubrimiento y el crecimiento personal.

role rol || Una pauta de conducta que adquiere o adopta una persona tal como es influida y esperada por personas importantes de su medio.

Rorschach test prueba de Rorschach || Ver *tabla de tests psicológicos.*

rumination rumiación || En psiquiatría, preocupación obsesiva con ideas y recuerdos. También un trastorno raro de la comida al comienzo de la infancia, que consiste en devolver el alimento del estómago sin náusea o esfuerzos por vomitar. Ello conduce a pérdida de peso, fallo en el aprovechamiento alimenticio, interferencia con el crecimiento y el desarrollo, y en el 25 por ciento aproximadamente de los casos, a la muerte.

Rush, Benjamin (1745-1813) || Antiguo médico americano, uno de los firmantes de la Declaración de la Independencia, y autor del primer libro americano sobre *psiquiatría* (1812). El es llamado el padre de la psiquiatría americana.

S

sadism sadismo || Placer derivado de infligir dolor físico o psicológico, o abusar de los demás. La significación sexual de los deseos o conducta sádicos, pueden ser *consciente* o *inconsciente.* Cuando es necesario para la gratificación sexual, es clasificable como una *parafilia.*

sadomasochistic relationship relación sadomasoquista || El placer de sufrir por una persona de una pareja recíproca con un placer complementario al causar dolor a la otra.

satyriasis satiriasis || Impulso o excitación sexual patológico o exagerado en el hombre. Puede ser de etiología psicológica u orgánica. Ver también *ninfomanía.*

schizoaffective disorder trastorno esquizoafectivo || Un *síndrome* maniaco o depresivo que precede o se desarrolla simultáneamente con síntomas *psicóticos* incompatibles con un trastorno afectivo. Incluye algunos *síntomas* característicos de la *esquizofrenia* y otros síntomas vistos en *trastornos del humor.*

schizophrenia esquizofrenia || Un gran grupo de trastornos, generalmente de proporción *psicótica,* manifestados por trastornos característicos del lenguaje y de la comunicación, del pensamiento, de la *percepción,* el *afecto,* y la conducta, que duran más de seis meses. Los trastornos del pensamiento están marcados por perturbaciones de la formación de conceptos que pueden conducir a malas interpretaciones de la realidad, malas percepciones y algunas veces a *deli-*

rios y *alucinaciones.* Los cambios de *humor* o estado de ánimo incluyen *ambivalencia,* brusquedad, inoportunidad y pérdida de la *empatía* con los demás. La conducta puede ser reservada, *regresiva,* y rara. El cuadro clínico no es explicable por ninguno de los *trastornos mentales orgánicos.* En la lista siguiente de subtipos reconocidos de esquizofrenia, aparece un asterisco junto a los términos diagnósticos oficiales del *DSM-III-R*:

acute aguda || Caracterizada por comienzo repentino de los síntomas, asociado a menudo con confusión, perplejidad, *ideas de referencia,* confusión emocional, excitación, *depresión, miedo,* o disociación parecida a *ensueño.* Ver también *trastorno esquizofreniforme.*

catatonic* catatónica || Trastorno psicomotor marcado, que puede implicar formas particulares de *estupor,* rigidez, excitación, o posturas. A veces, donde hay una rápida alternancia entre los extremos de excitación y estupor, las características asociadas incluyen negativismo, estereotipia y *flexibilidad cérea.* El *mutismo* es común.

childhood infantil || La esquizofrenia que aparece antes de la pubertad. Frecuentemente manifestada por *autismo* y conducta de apartamiento; el fallo de desarrollar una *identidad* le separa de la madre; y aspereza general, gran inmadurez e insuficiencia del desarrollo.

disorganized* (hebephrenic) desorganizada (hebefrénica) || Caracterizada por pensamiento desorganizado, *afecto* superficial e inapropiado, risilla inoportuna, conducta tonta y *regresiva,* y amaneramiento, y frecuentes molestias *hipocondríacas.* Los *delirios* y las *alucinaciones* son generalmente extrañas y desorganizadas.

latent latente || *Síntomas* claros de esquizofrenia pero sin historia de episodios psicóticos esquizofrénicos. A veces designadas como incipiente, prepsicótica, pseudoneurótica, pseudopsicopática o esquizofrenia límite.

paranoid paranoide* || Caracterizada por una persistencia o una preocupación con *delirios* de persecución o grandeza, o alucinaciones con un contenido persecutorio o de grandeza. Además puede haber delirios de celos.

process procesual o procesal || Atribuida más a factores orgánicos que ambientales; comienza típicamente de forma gradual, continua crónicamente y evoluciona (bien rápidamente o bien lentamente), a *psicosis* irreversible. Contrastar con *esquizofrenia reactiva.*

reactive reactiva || Atribuida primariamente a fuerte predisposición y/o factores ambientales precipitantes; generalmente de comienzo rápido y breve duración, apareciendo bien el individuo afectado, tanto antes como después del episodio esquizofrénico. Diferenciar esta situación de la esquizofrenia en proceso, es considerado generalmente más importante en Europa que en este país (EE.UU). El trastorno *esquizofreniforme* es conceptualmente similar.

residual residual || Una situación manifestada por personas con signos de esquizofrenia, que después de un episodio esquizofrénico psicótico, no son ya psicóticas.

undifferentiated* indiferenciada || Una situación manifestada por signos definidos de pensamiento, *afecto* y conducta esquizofrénica, que son de un tipo tan suficientemente mezclado o indefinido, que desafían la clasificación en uno de los otros tipos de esquizofrenia.

schizophreniform disorder trastorno esquizofreniforme || Las características clínicas son las mismas que se observan en la *esquizofrenia,* pero la duración es menor de seis meses, si bien es superior a una semana. Este trastorno se cree que tiene diferentes correlaciones que la esquizofrenia, incluyendo un mejor pronóstico. Ver también *esquizofrenia reactiva* en *esquizofrenia,* y *trastorno esquizoafectivo.*

school phobia fobia a la escuela || Un término usado cuando un niño, generalmente en los grados elementales, inesperadamente y tenazmente rechaza ir a la escuela debido a algún miedo irracional. Se estima que la *psicopatología* subyacente consiste en una intensa *ansiedad de separación* enraizada en lazos de dependencia irresueltos. Puede ocurrir en la *depresión* infantil.

schools of psychiatry escuelas de psiquiatría || Las diversas marcas a estructuras teóricas de referencia que influyen y determinan las formulaciones y los métodos de tratamiento del *psiquiatra.* Más comúnmente, las escuelas explican como se desarrollan los síntomas o los trastornos psiquiátricos, como interfieren con el funcionamiento, y como y por qué ellos pueden ser alterados por intervenciones terapéuticas. Ver también *tabla de escuelas de psiquiatría* para un listado arbitrario de las escuelas y sus fundadores o representantes importantes.

scotoma escotoma || Una mancha ciega figurada en el conocimiento psicológico de una persona. También un término *neurológico* que indica un defecto visual.

screen memory memoria de pantalla || Una memoria *conscientemente* tolerable que sirve como una cubierta para una memoria asociada, que sería emocionalmente dolorosa si es recordada.

secondary gain ganancia secundaria || La ganancia externa derivada de cualquier enfermedad, tal como atención personal y servicio, ganancias monetarias, beneficios de incapacidad y liberación de responsabilidad desagradable. Ver también *ganancia primaria.*

secondary process proceso secundario || En teoría *psicoanalítica,* actividad mental y pensamiento característico del *ego,* e influida por las demandas del ambiente. Caracterizado por organización, sistematización, *intelectualización,* y procesos similares que conducen al pensamiento lógico y a la acción en la vida adulta. Ver también *proceso primario* y *principio de realidad.*

sedative sedante || Un término amplio aplicado a cualquier agente que tranquiliza, calma o alivia la excitación. El término es restringido generalmente a los medicamentos que no son usados principalmente para lograr alivio de la *ansiedad.* Ver también *tabla de medicamentos usados en psiquiatría.*

self si mismo || El total psicofísico de una persona, incluyendo tanto los atributos *conscientes* como los *inconscientes.*

self-fulfilling prophecy profecía de auto-cumplimiento || Una distorsión de un acontecimiento o situación, que lleve eventualmente a un individuo a comportarse como se espera por los demas que él se conduzca en su ambiente social.

self-help groups grupos de auto-ayuda || Personas en dificultades por un problema común que se ayudan colectivamente entre sí, por apoyo personal y de grupo. Ejemplos son *Alcoholics Anonymous (AA),* Gamblers Anonymous (GA) y Narcotics Anonymous (NA).

senescence senectud || Un período cronológico comúnmente referido a la ancianidad; caracterizado por introspección, conciencia de la muerte, sentido de herencia, y a las posibilidades de fragilidad, incapacidad, dependencia y abandono. La senectud es el resultado de fuerzas fisiológicas, psicológicas y sociales.

senile dementia demencia senil || Una *demencia* progresiva crónica, asociada con atrofia generalizada del cerebro, con la muerte de las neuronas debido a causas desconocidas, aunque hay varias teorías prometedoras en estudio (p.ej., autoinmunidad, virus lento, deficiencia colinérgica). No es debida al envejecimiento por si mismo, pero puede ser una forma tardía de la *enfermedad de Alzheimer.* El deterioro puede variar de mínimo a grave. Debe ser cuidadosamente separada del síndrome cerebral reversible, que se produce por muchas causas. En el *DSM-III-R,* es catalogada como demencia degenerativa primaria, de comienzo senil.

sensitivity group grupo de sensibilización || Un grupo en el cual los miembros se esfuerzan para aumentar la autoconciencia y comprensión de la dinámica del grupo, a diferencia de los tratamientos diseñados para mejorar los problemas emocionales *egodistónicos*, individuales, identificados.

sensorium sensorio || Sinónimo de *conciencia*. Incluye los poderes perceptivos sensorios especiales y su correlación e integración central en el cerebro. Un sensorio claro acarrea la presencia de una memoria razonablemente segura, junto con *orientación* en el tiempo, lugar y persona. Ver también *estado mental*.

sensory privation privación sensorial || La experiencia de ser separado de los estímulos externos usuales y la oportunidad para la percepción. Esto puede ocurrir experimental o accidentalmente de varias formas. Por ejemplo, la pérdida del oído o la vista, el aislamiento físico, o algunos confinamientos hospitalarios pueden conducir a pensamiento desorganizado, *delirium, depresión, pánico, delirios* y *alucionaciones*.

separation anxiety ansiedad de separación || El *miedo* y la aprensión observada en los lactantes cuando son separados de la madre (o madre *suplente* o substituta), o cuando se les acercan personas desconocidas. Más marcado entre los seis y los diez meses. Posteriormente pueden ser causadas reacciones similares por la separación de personas significativas o de ambientes familiares.

separation-individuation separación-individualización || La conciencia psicológica de la separación de uno mismo, descrita por *Margaret Mahler* como una fase de la relación madre-niño que sigue al estado simbiótico. En el estado de separación-individualiza ción, el niño comienza a percibirse a si mismo como distinto de la madre y desarrolla un sentido de identidad individual y una imagen del yo como objeto. *Mahler* describió cuatro subfases del proceso: diferenciación, práctica, acercamiento (aproximación activa hacia la madre, reemplazando al olvido relativo de ella que prevaleció durante su período de práctica), y la separación-individualización propiamente (conciencia de identidad, separación e individualidad discreta). Ver también *simbiosis.*

serotonin serotonina || Un *neurotransmisor* con una estructura indólica, que se encuentra tanto en los ganglios periféricos como en el *sistema nervioso central.* Sus funciones de transmisor en el sistema nervioso central son menos claramente demostrables que en el tracto gastrointestinal. Está implicada directamente en la psicobiología de la *depresión.* Ver también *aminas biógenas.*

serum levels niveles séricos || Ver *niveles sanguíneos.*

sexual deviation desviación sexual || Ver *parafilia.*

sexual disorders trastornos sexuales || Un término del *DSM-III-R* para *disfunción psicosexual.*

sexual drive impulso sexual || Uno de los dos impulsos principales (el otro es el impulso agresivo) de acuerdo con la teoría del instinto dual de *Freud.*

shaman chaman || Un curandero cuya capacidad procede de experiencias sobrenaturales o semejantes al trance.

shame vergüenza || Una emoción que resulta del fallo de vivir de acuerdo con las autoesperanzas. Ver también *culpa* y *superego.*

shaping conformación o modelado || Reforzamiento de las respuestas en el repertorio del paciente que crecientemente se aproximas a las conductas buscadas.

shell shock shock de la explosión || Término usado durante la Primera Guerra Mundial para designar una amplia variedad de *trastornos mentales* presumiblemente debidos a la experiencia del combate. Ver también *fatiga de combate.*

shock treatment tratamiento de choque || Un término inexacto usado a menudo para referirse al *tratamiento electroconvulsivo.*

short term memory memoria de plazo corto || El reconocimiento, recuerdo y reproducción del material percibido 10 segundos o más, después de la presentación inicial. Ver también *memoria inmediata.*

sibling hermano || Un hermano o hermana completo.

sibling rivalry rivalidad entre hermanos || La competencia entre hermanos por el amor de un padre o por otro reconocimiento o ganancia.

sick role rol de enfermo || Una identidad adoptada por un individuo como un «paciente» que menciona un conjunto de conductas esperadas, generalmente dependientes.

side effect efecto secundario || Una respuesta al medicamento, que acompaña a la respuesta principal para la que se toma una medicación. La mayoria de los efectos secundarios son indeseables, pero sin embargo causan solamente molestias menores; otros pueden causar problemas graves.

sign signo || Evidencia objetiva de enfermedad o trastorno. Ver también *síntoma.*

signal anxiety ansiedad señal || *Ansiedad* atenuada que funciona como un sistema precoz de aviso para el *ego.* Proviene de la capacidad normal de anticipar una situación potencialmente peligrosa y reaccionar a ella desplegando defensas de urgencia antes de que se convierta en intensa. La ansiedad señal puede evolucionar a un ataque de ansiedad desarrollado o incluso a un estado de pánico si a los avisos precoces no se les presta atención, o si las defensas disponibles resultan insuficientes. Una situación se convierte en traumática cuando el influjo de los estímulos es demasiado grande para que la *psique* los domine o libere.

simple phobia fobia simple || Ver *neurosis fóbica* en *neurosis.*

Skinner, Burrhus Frederic (1904-) || *Psicólogo* americano notable por su investigación y escritos sobre el *condicionamiento operante.* Muchos de los procedimientos de *terapia de conducta* están basados en la investigación de laboratorio de *Skinner* y sus colaboradores.

sleep sueño || Los períodos repetidos de separación relativa física y psicológica del ambiente de uno, acompañado por hallazgos característicos del EEG (electroencefalograma) divisible en dos categorías: sueño con movimiento de ojos no rápido (NREM o NMOR), también conocido como sueño ortodoxo o sincronizado (S); y sueño con movimientos de ojo rápido (REM o MOR) también referido como sueño paradójico (P) o desincronizado (D). El sueño con sueños es otro término aunque menos exacto, para el sueño REM. Los cuatro estados del sueño NREM basado en los hallazgos del EEG son: estado 1, que ocurre inmediatamente después de que comienza el sueño con un modelo de baja amplitud y rápida frecuencia; estado 2, que tiene ondas características de 12-16 ciclos por segundo, conocido como agujas del sueño; estados 3 y 4, que tienen enlentecimiento ulterior progresivo de la frecuencia y aumento en la amplitud de las formas de la onda. Durante un período de 90 minutos después del comienzo del sueño, una persona ha avanzado a través de los 4 estados del sueño NREM y sale de ellos en el primer período del sueño REM. El sueño REM está asociado con sueños, y breves ciclos (20-30 minutos) de este sueño se repiten cada 90 minutos a lo largo de la noche. Los movimientos rápidos y coordinados de los ojos, dan su nombre a este tipo de sueño (MOR). Los modelos de sueño varían con la edad, el estado de salud, la medicación y el estado psicológico. Ver también *trastorno de terror en el sueño* y *sonambulismo*.

sleep terror disorder trastorno de terror en el sueño || Situación que se presenta en el estado 4 del sueño, manifestada por *pánico*, confusión y pobre recuerdo del evento. Contrastar con *pesadillas*.

sleepwalking disorder trastorno de caminar dormido || Ver *sonambulismo*.

social adaption adaptación social || La capacidad de vivir y expresarse uno de acuerdo con las restricciones y las demandas culturales de la sociedad.

social breakdown syndrome síndrome de fracaso social || El concepto se origina de que alguna sintomatología psiquiátrica es el resultado de las condiciones terapéuticas y las instalaciones inadecuadas del tratamiento, y no una parte de la enfermedad principal. Los factores que producen esta condición son el etiquetado social, el aprendizaje del papel de enfermo crónico, la falta de trabajo y las situaciones sociales, y la *identificación* con el enfermo. Ver también *rehabilitación.*

social phobia fobia social || Ver *neurosis fóbica* en *neurosis.*

social psychiatry psiquiatría social || El campo de la *psiquiatría* relativo a los factores culturales, ecológicos y sociológicos que originan, aceleran, intensifican, prolongan, o por otra parte complican las pautas de conducta mal adaptadas, y su tratamiento.

social work trabajo social || El uso de los recursos de una comunidad y las capacidades *conscientes* de adaptación de los individuos y los grupos para mejorar su ajuste a su ambiente.

social worker, psyquiatric asistente social, psiquiátrico || Un profesional experto, generalmente con un M.S.W. capacitado en trabajo social, que trabaja con los psiquiatras generalmente en un ambiente hospitalario. Los asistentes sociales psiquiátricos también llevan a cabo psicoterapia individual, de familia, y de grupo.

socialization socialización || El proceso por el cual la sociedad integra a la persona y el modo como él aprende a convertirse en un miembro funcionante de esa sociedad. Ver también *sociología.*

sociobiology sociobiología || El estudio de la evolución de la conducta social. Sus raíces yacen en la biología evolutiva, la *etología* y la *psicología* comparada.

sociology sociología || El estudio de los principios que gobiernan el desarrollo de la organización social y la conducta de grupo de las personas, en contraste con la conducta individual. Se solapa hasta cierto punto con la *antropología cultural.* Ver también *alienación* y *socialización.*

sociometry sociometría || La ciencia de evaluar la estructura interpersonal psicológica de un grupo o sociedad.

sociopath sociópata || Un término no oficial para la *personalidad antisocial* (ver en *trastornos de la personalidad*).

sociotherapy socioterapia || Cualquier tratamiento en el cual el énfasis está sobre lo socioambiental y lo interpersonal, más bien que sobre los factores *intrapsíquicos,* como en la *comunidad terapéutica.* En la mayoría de las formas de socioterapia, la aceptación de los participantes es un elemento importante, logrado típicamente mediante la confrontación por el grupo cuando las expectativas de los miembros no son satisfechas.

sodomy sodomía || Coito anal. Legalmente, el término puede incluir otros tipos de perversión tal como la *bestialidad.* Ver también *parafilia.*

soma soma || El cuerpo.

somatic therapy terapia somática || En *psiquiatría,* el tratamiento biológico de los trastornos mentales (p.ej., terapia *electroconvulsiva,* tratamiento *psicofarmacológico*). Contrastar con *psicoterapia.*

somatization disorder trastorno de somatización || Molestias somáticas de larga duración, múltiples, recurrentes, las cuales no son debidas aparentemente a ningún trastorno físico. Las molestias empiezan antes de la edad de 30 años y tienen un curso crónico pero fluctuante. En el *DSM-III-R,* es clasificado como uno de los *trastornos somatoformes.* También conocido como *síndrome de Briquet.*

somatoform disorders trastornos somatoformes || Un grupo de trastornos con síntomas que sugieren trastornos somáticos, pero sin hallazgos orgánicos demostrables que expliquen los síntomas. Existe evidencia positiva, o una fuerte presunción, según la cual los síntomas están ligados a factores o conflictos psicológicos. En el *DSM-III-R,* esta categoría incluye: *trastorno de somatización, trastorno de conversión, hipocondriasis* y trastorno dismórfico del *cuerpo.*

somnambulism sonambulismo || Un trastorno del *sueño* en el cual se realizan actos motores (tales como andar). En el *DSM-III-R,* es llamado trastorno de andar durante el sueño.

speech disturbance perturbación del lenguaje || Cualquier trastorno de la comunicación verbal, que no es debido a la inervación defectuosa de los músculos del lenguaje o de los órganos de la articulación. El término incluye muchas incapacidades de *aprendizaje* y lenguaje. Contrastar con *agrafia, afasia,* y *apraxia,* en la *tabla de defectos neurológicos.* Ver también *amimia* y *dislexia.*

standard deviation desviación estándar || Ver *tabla de términos de investigación.*

Stanford-Binet Intelligence Scale escala de inteligencia de Stanford-Binet || Ver *tabla de tests psicológicos.*

status epilepticus estado epiléptico || Crisis epilépticas continuas. Ver *epilepsia.*

stereotypy estereotipia || Repetición mecánica, persistente de lenguaje o actividad motora. Observado en la *esquizofrenia.*

stimulants estimulantes || Ver *tabla de medicamentos usados en psiquiatría.*

Stockholm syndrome síndrome de Estocolmo || Un síndrome en el cual los rehenes se identifican con sus captores y sienten simpatía por ellos, de los cuales ellos dependen para sobrevivir. Visto frecuentemente en situaciones de rehen y terrorista.

street drugs drogas de calle || Ver *tabla de drogas de empleo abusivo frecuente.*

strephosymbolia estrefosimbolia || Una tendencia a invertir las letras y las palabras al leer y escribir. Observado en la *incapacidad de aprendizaje.*

stress reaction reacción de estrés || Una respuesta emocional aguda, de mala adaptación a los desastres industriales, domésticos, civiles o militares y otras situaciones calamitosas de la vida; también puede ser crónica como se ha visto en algunos veteranos del Vietnam.

stroke ictus || Accidente cerebro vascular; hemorragia cerebral grande o reblandecimiento del cerebro después de hemorragia, trombosis o embolia de las arterias cerebrales. Los *síntomas* pueden incluir *coma,* parálisis (especialmente en un lado del cuerpo), *convulsiones, afasia,* y otros signos neurológicos determinado por la localización de la lesión.

stupor estupor || Un estado en el cual una persona no reacciona o no se da cuenta del ambiente. Debido a trastornos neurológicos y psiquiátricos. En el estupor catatónico, la falta de conciencia es más aparente que real. Ver también *catatonía.*

subconscious subconsciente || Término obsoleto. Anteriormente usado para incluir lo *preconsciente* (lo que puede ser recordado con esfuerzo) y lo *inconsciente.*

sublimation sublimación || Un *mecanismo de defensa,* que actua *inconscientemente,* mediante el cual los *impulsos instintivos,* inaceptables *conscientemente,* son desviados a canales aceptables personal y socialmente.

substance abuse abuso de sustancia || Ver *drogodependencia.*

substitución sustitución || Un *mecanismo de defensa,* que actua *inconscientemente,* mediante el cual una meta, *emoción,* u objeto inasequible o inaceptable es reemplazado por uno que es más asequible o aceptable.

succinylcholine succinilcolina || Un medicamento usado intravenosamente en la *anestesia* como relajante de músculo esquelético. Usado también antes del *tratamiento electroconvulsivo* para minimizar la posibilidad de complicaciones.

suggestibility sugestionable || Cumplimiento o aceptación sin crítica de una idea, creencia o atributo.

suggestion sugestión || El proceso de influir sobre un paciente para aceptar una idea, creencia o actitud, sugerida por el terapéuta. Ver también *hipnosis.*

suicide suicidio || Quitarse la vida.

suicide, cluster suicidio, grupo || Ver *grupo de suicidios.*

Sullivan, Harry Stack (1892-1949) || *Psiquiatra* y *psicoanalista* americano, conocido por su investigación en la *psicoterapia* de la *esquizofrenia* y por su visión de las relaciones interpersonales complejas como base del desarrollo de la personalidad.

superego superego o super-yo || En la teoría *psicoanalítica,* esa parte de la estructura de la *personalidad* asociada con la ética, los estándares y la autocrítica. Está formado por la *identificación* con personas estimadas e importantes al comienzo de la vida, especialmente los padres. Los deseos supuestos o reales de estas personas significativas, son adoptados como parte de los estándares propios del niño para ayudarle a formar la *conciencia*. Ver también *ego, ello, culpa* y *vergüenza*.

supportive psychotherapy psicoterapia de sostén || Un tipo de *psicoterapia* que aspira a reforzar las defensas de un paciente y ayudarle a suprimir el material psicológico perturbador. La psicoterapia de sostén utiliza medidas tales como inspiración, confianza, sugestión, persuasión, consejo y reeducación. Evita investigar los conflictos emocionales del paciente en profundidad. Ver también *psicoterapia*.

suppression supresión || El esfuerzo *consciente* para controlar y disimular impulsos, pensamientos, sentimientos o actos inaceptables.

symbiosis simbiosis || Una relación reforzante mutua entre dos personas que son dependientes entre si. Una característica normal de la relación entre la madre y el niño lactante.

symbiotic psychosis psicosis simbiótica || Una situación observada en los niños de dos a cuatro años de edad con una relación anormal a una figura materna. La psicosis está caracterizada por *ansiedad de separación* intensa, *regresión* grave, renunciar al lenguaje útil y *autismo*.

symbolization simbolización || Un *mecanismo* general en todo el pensamiento humano mediante el cual alguna representación mental viene a significar otra cosa, clase de cosas, o atributos de algo. Este mecanismo subyace en la formación de los sueños y algunos *síntomas,* tales como reacciones de conversión, obsesiones y compulsiones. El lazo entre el significado latente del síntoma y el símbolo, es generalmente *inconsciente.*

sympathetic nervous system sistema nervioso simpático || La parte del *sistema nervioso autónomo o vegetativo* que responde a situaciones peligrosas o amenazadoras preparando fisiológicamente a una persona para «luchar o huir». Ver también *sistema nervioso parasimpático.*

sympathy simpatía || Un sentimiento o capacidad para participar en los intereses o preocupaciones de otro. Puede surgir cuando no hay apego emocional con la persona para la cual uno es simpático, dado que los sentimientos de la persona simpática permanecen esencialmente internos. Contrastar con *empatía.*

symptom síntoma || Una manifestación específica de la situación de un paciente, indicador de un estado físico o mental anormal; una percepción subjetiva de enfermedad.

symptomatic psychoses psicosis sintomática || Ver *trastorno mental orgánico.*

synapse sinapsis || El espacio entre la membrana de una célula nerviosa y la membrana de otra. La sinapsis es el punto en el cual ocurre la transmisión de los impulsos nerviosos.

syndrome síndrome || Una configuración de *síntomas* que se producen juntos y constituyen una situación reconocible.

syntaxic mode modo sintáctico || El modo de percepción que forma cuadros coherentes, globales, lógicos de la realidad, que pueden se validados por los demás.

syphilis sífilis || Una enfermedad venérea, la cual, si no es tratada, puede conducir a un deterioro del *sistema nervioso central* con manifestaciones *psicóticas* en sus estados finales. Ver también *parálisis general.*

systematic desensitization (desensitization) desensibilización sistemática (desensibilización || Una técnica de *terapia de conducta* ampliamente usada para modificar las conductas asociadas con las *fobias.* El procedimiento implica la construcción de una jerarquía de estímulos productores de *ansiedad* por el sujeto y la presentación gradual de los estímulos hasta que ellos, no producen ya ansiedad. Ver también *inhibición recíproca.*

T

taboo tabú || Prohibiciones y restricciones entretejidas en la cultura.

talion law or principle ley o principio del talión || Una creencia irreal, primitiva, generalmente *inconsciente*, de acuerdo con el mandato bíblico de «ojo por ojo y diente por diente». En *psicoanálisis* el concepto y el miedo que toda injuria real o intencional será castigada en especie.

tangenciality tangencialidad || Replicar a una pregunta de un modo irrelevante u oblicuo. Comparar con *circunstancialidad.*

Tarasoff decision decisión Tarasoff || Un fallo del tribunal de California, que impone esencialmente al terapeuta el deber de avisar a la persona o personas apropiadas cuando él se da cuenta que su paciente puede presentar un riesgo de daño a una persona o personas específicas.

tardive dyskinesia discinesia tardía || Literalmente, «movimientos anormales que aparecen tardiamente»; un complejo semiológico variable de movimientos coreiformes o atetoides que se presentan en los pacientes expuestos a medicamentos antipsicóticos. Los movimientos típicos incluyen retorcimiento de la lengua o protrusión, masticar, fruncir los labios, movimientos coreiformes de los dedos, movimientos de los dedos gordos de los pies, los tobillos, zangoloteo de las piernas, o movimientos del cuello, tronco y pelvis. Estos movimientos pueden ser leves o graves y pueden presentarse individualmente o en muchas combinaciones y permutaciones. Ver también medicamentos antipsicóticos en la *tabla de medicamentos usados en psiquiatría.*

TAT (Thematic Apperception Test) Test de apercepción temática || Ver *tabla de tests psicológicos.*

telepathy telepatía || Comunicación del pensamiento de una persona a otra sin la intervención de medios físicos. Ver también *percepción extrasensorial, parapsicología.*

temperament temperamento || Predisposición constitucional a reaccioner de un modo especial a los estímulos.

temporal lobe epilepsy epilepsia del lóbulo temporal || Epilepsia psicomotora. Ver *epilepsia.*

testamentary capacity capacidad testamentaria || Ver *tabla de términos legales.*

thanatology tanatología || El estudio de la muerte y el moribundo, subrayando las intervenciones terapéuticas sobre el moribundo y sus supervivientes.

therapeutic community comunidad terapéutica || Un término de origen británico, ahora ampliamente usado para un ambiente de hospital mental estructurado especialmente que estimula a los pacientes a funcionar dentro del rango de las normas sociales.

therapeutic window ventana terapéutica || El rango bien definido de niveles sanguíneos asociados con la respuesta clínica óptima a medicamentos antidepresivos tales como la nortriptilina. Niveles por encima o por debajo de ese rango, estan asociados con una respuesta escasa.

thioxanthene derivatives derivados de tioxanteno || Ver *tabla de medicamentos usados en psiquiatría.*

third ear (the) tercer oido (el) || Literalmente, escuchar con «el tercer oido», esto es, la utilización de la intuición, la sensibilidad y la conciencia de las señales subliminales, para interpretar las observaciones clínicas de los pacientes en la terapia.

thought disorder trastorno del pensamiento || Un trastorno del lenguaje, la comunicación, o el contenido del pensamiento, tales como *delirios, ideas de referencia,* pobreza de pensamiento, *fuga de ideas, perseveración, imprecisión de las asociaciones,* etc. Un trastorno del pensamiento puede estar causado por un trastorno emocional funcional o una situación orgánica. Un trastorno del pensamiento formal es un deterioro en la forma del pensamiento, más bien que el contenido del pensamiento, p.ej., *imprecisión de las asociaciones.*

tic tic || Un movimiento espasmódico, involuntario, intermitente, de un grupo de músculos, a menudo sin un estímulo externo demostrable. Un tic puede ser expresión de un conflicto emocional o el resultado de enfermedad *neurológica.*

token economy economía de prendas || Un sistema que implica la aplicación de los principios y procedimientos del *condicionamiento operante* para el manejo de un ambiente social tal como una sala de hospital, aula o albergue. Las prendas se dan dependiendo del cumplimiento de actividades específicas y pueden cambiarse por mercancías o privilegios deseados por el paciente.

tomography tomografía || Imagen de planos seriados («cortes») a través de una estructura anatómica. Ver también *imagen del cerebro.*

Tourette's syndrome síndrome de Tourette || Ver *síndrome de Gilles de la Tourette.*

toxic psychosis psicosis tóxica || Un *trastorno mental orgánico* causado por el efecto venenoso de sustancias químicas o medicamentos.

toxicity toxicidad || La capacidad de un medicamento de lesionar el tejido corporal o dañar gravemente las funciones del organismo.

trance trance || Un estado de atención enfocada y actividad sensorial y motora disminuida, observado en la *hipnosis,* la *neurosis histérica,* el *tipo disociativo* (ver en *neurosis*), y estados extáticos religiosos.

tranquilizer tranquilizante || Un medicamento que disminuye la *ansiedad* y la *agitación.* Términos preferidos son medicamentos antipsicóticos, y ansiolíticos. Ver también *tabla de medicamentos usados en psiquiatría.*

transactional analysis análisis transaccional || Una *psicoterapia psicodinámica* basada en la teoría del rol que intenta comprender la interacción entre el terapéuta y el paciente y finalmente entre el paciente y la realidad externa. Ver también *tabla de escuelas de psiquiatría.*

transcultural psychiatry psiquiatría transcultural || Ver *psiquiatría intercultural.*

transference transferencia || La asignación *inconsciente* a otros de sentimientos y actitudes que estuvieron originalmente asociadas con figuras importantes (padres, hermanos, etc.), en la vida temprana de uno. La relación de transferencia sigue el modelo de su prototipo. El *psiquiatra* utiliza este fenómeno como una herramienta terapéutica para ayudar al paciente a comprender los problemas emocionales y sus orígenes. En la relación paciente-enfermo, la transferencia puede ser negativa (hostil) o positiva (afectuosa). Ver también *contratransferencia* y *distorsión paratáxica.*

transsexual transexual || Un trastorno de la *identidad de género* en la cual la persona siente una incomodidad durante toda su vida con su propio sexo y un deseo compulsivo de ser del sexo opuesto.

transvestism transvestismo || Placer sexual derivado de vestirse o disfrazarse con las ropas del sexo opuesto, con el deseo intenso de aparecer como un miembro del sexo opuesto. Los orígenes sexuales del transvestismo pueden ser *inconscientes.*

trauma, psychic trauma psíquico || Suceso o acontecimiento *intrapsíquico* causado por la sumisión a un peligro anticipado. El *síndrome* agudo está caracterizado por shock psicológico; desamparo, aturdimiento de los sentimientos; trastornos del lenguaje, de la comida y el sueño (pesadillas); y retirada social. La persistencia del estado de desvalimiento puede terminar en la muerte. Los efectos a largo plazo son generalmente preocupación *narcisista* persistente; preocupaciones *somáticas;* síntomas depresivos y de *ansiedad;* y miedo de ser castigada todavía más.

traumatic neurosis neurosis traumática || Ver *trastorno de estrés prostraumático.*

trichotillomania tricotilomanía || Un trastorno impulsivo. Ver también en *-manía.*

tricyclic antidepressants antidepresivos tricíclicos || Ver *tabla de medicamentos usados en psiquiatría.*

trisomy trisomía || La presencia de tres *cromosomas* en vez de dos, que representa normalmente cada conjunto potencial de cromosomas. Esto puede producir una *incapacidad del desarrollo.* Un ejemplo de trisomía es el *síndrome de Down.*

Tuke, William (1732-1822) || Cuáquero profano inglés, que fué prionero en el tratamiento de los pacientes psiquiátricos sin usar restricciones físicas.

Turner syndrome síndrome de Turner || Un defecto *cromosómico* en las mujeres con un cariotipo de XO y 45 cromosomas, en lugar de los 46 usuales. Las características clínicas de este trastorno son pequeña estatura, cuello membranoso, desarrollo anormal de los ovarios y a veces *retraso mental.*

twin research investigación de gemelos || Un método potente de investigar el grado relativo de variación fenotípica que puede ser atribuido a los factores genéticos y a los factores ambientales transmisibles y no transmisibles. Por ejemplo, las desemejanzas entre gemelos *monocigóticos* son comparadas con la variaciones en la conducta que ocurren en hermanos no gemelos o en gemelos *dicigóticos.*

type A personality personalidad de tipo A || Un *temperamento* caracterizado por excesivos impulsos, competitividad, sentimientos de apresuramiento, impaciencia, ambición ilusoria, y necesidad de mandar. Se cree que está asociado con una alta incidencia de enfermedad de las arterias coronarias.

type B personality personalidad de tipo B || Un *temperamento* caracterizado por una conducta relajada, pausada, menos atada al tiempo y menos competitiva que el tipo A de *personalidad.*

tyramine tiramina || Una amina simpaticomimética que actua desplazando al transmisor almacenado de las terminales axonales adrenérgicas; un constituyente de muchos alimentos tales como judias lisas, queso, vino tinto, etc., los cuales son prohibidos cuando se usan *inhibidores* de la *monoaminoxidasa* debido a la *crisis hipertensora.*

U

ultradian rhythms ritmos ultradianos || Ver *ritmos biológicos.*

unconscious inconsciente || Aquella parte de la mente o funcionamiento mental de la cual el contenido está solo raramente sujeto a la conciencia. Es un depósito para los datos que nunca han sido *conscientes* (*represión* primaria) o que pueden haber llegado a ser consciente brevemente y posteriormente reprimidos (*represión* secundaria).

undoing anulación || Un *mecanismo de defensa,* que actua *inconscientemente* en el cual algo inaceptable y ya hecho es *expresado* simbólicamente de forma opuesta, generalmente de modo repetitivo, con la esperanza de aliviar la *ansiedad.* Ver también *neurosis obsesivo compulsiva* en *neurosis.*

unipolar psychoses psicosis unipolar || *Depresiones* recurrentes importantes. Ver *trastorno afectivo importante.*

utilization review committee comité de examen de utilización || Un comité de médicos y otro equipo clínico, formado en un hospital para examinar la calidad de los servicios prestados, así como el uso apropiado y eficaz de las instalaciones. Ver también *organización de examen de los colegas.*

V

variance varianza || Ver *tabla de términos de investigación.*

vegetative nervous system sistema nervioso vegetativo || Término obsoleto para el *sistema nervioso autónomo.*

verbigeration verbigeración || Repetición estereotipada y aparentemente sin sentido de palabras o frases. Ver también *perseverancia.*

vertigo vértigo || Una sensación de que el mundo externo esta dando vueltas alrededor; un síntoma de disfunción vestibular.

vitamin therapy terapia vitamínica || Ver *tratamiento ortomolecular.*

voluntary admission ingreso voluntario || Ver *compromiso.*

voyeurism voyeurismo || Interés sexualmente motivado y a menudo compulsivo en observar o mirar a los demás, especialmente a los genitales. Un «Peeping Tom» (persona lascivamente curiosa) representa una expresión patológica del voyeurismo. Ver también *compulsión.*

W

Wagner von Jauregg, Julius (1857-1940) || *Psiquiatra* austriaco que obtuvo el premio Nobel en 1927, por su investigación usando la inoculación de paludismo y otras fiebres producidas artificialmente para tratar la sífilis del *sistema nervioso central.*

Watson, John B. (1878-1958) || *Psicólogo* americano; el fundador de la escuela conductista de *psicología.*

waxy flexibility flexibilidad cérea || Ver *cerea flexibilitas.*

Wechsler Adult Intelligence Scale (WAIS) Escala de inteligencia de Wechsler para adultos || Ver *tabla de tests psicológicos.*

Wednesday Evening Society Sociedad de las noches de los miercoles || Un grupo de seguidores y discípulos de *Freud* que formaron la base de la Viena Psychoanalytic Society.

weekend hospitalization hospitalización de fin de semana || Ver *hospitalización parcial.*

Wernicke-Korsakoff syndrome síndrome de Wernicke-Korsakoff || Una enfermedad del metabolismo del *sistema nervioso central,* debida a una falta de vitamina B_1 (tiamina) observada en el *alcoholismo* crónico. La enfermedad de Wernicke presenta irregularidades de los movimientos oculares, incoordinación, pensamiento lesionado y a menudo defectos sensoriomotores. La *psicosis de Korsakoff* está caracterizada por *confabulación* y más importantemente, por trastorno a corto plazo pero no inmediato, que conduce a enorme lesión de la memoria y el aprendizaje. La enfermedad, de Wernicke y la psicosis de Korsakoff, empiezan bruscamente y se encuentran a menudo en la misma persona simultáneamente. Ver también *psicosis alcohólica.*

Weyer, Johann (circa 1530) Weyer, Johann (alrededor de 1530) || Médico holandés, fué uno de los primeros en dedicar su interés principal a los trastornos psiquiátricos. Considerado por algunos como el fundador de la *psiquiatría* moderna.

White, William Alanson (1870-1937) || *Psiquiatra* americano, famoso por su apoyo temprano al psicoanálisis y sus contribuciones a la *psiquiatría forense.*

windigo windigo || Ver *síndromes específicos de cultura.*

withdrawal retirada || Un apartamiento patológico de las personas o del mundo de la realidad, observado a menudo en la *esquizofrenia.* No confundir con *privación* ni *abstinencia.*

withdrawal symptoms síntomas de abstinencia || Efectos físicos y mentales de la retirada de las sustancias adictivas de los pacientes que han llegado a habituarse, o ser adictos a ellas. Los síntomas físicos pueden incluir vómitos, temblores, dolor abdominal, *delirium* y *convulsiones.* Ver también *adicción* y *delirium tremens.*

word salad ensalada de palabras || Una mezcla de palabras y frases a las que les falta significado comprensivo o coherencia lógica, observado ordinariamente en los estados *esquizofrénicos.*

word-blindness ceguera verbal || Ver *incapacidad de aprendizaje.*

working through penetración || Exploración de un problema por el paciente y el terapéuta hasta que ha sido encontrada solución satisfactoria, o hasta que han sido averiguadas las fuentes *inconscientes* de un *síntoma.*

World Psychiatric Association (WPA) Asociación Mundial de Psiquiatría (AMP) || Una organización no gubernamental compuesta por alrededor de 75 sociedades miembros, de otros tantos países. Su oficina principal está en el país de origen de su secretariado.

X

xenophobia xenofobia || Ver en *fobia.*

X-linkage enlace X || Modo de transmisión genética en la cual una zona o *gene* es enlazado al cromosoma X. Ha sido implicado en algunos casos de *trastorno bipolar.*

Z

zeitgeist espíritu de la época || El clima intelectual y cultural general del gusto característico de una era.

zygosity (dizygotic and monozygotic) cigosidad (dicigótico y monocigótico) || Ver *tabla de términos de investigación.*

REFERENCIAS

Diagnostic and Statistical Manual of Mental Disorders, 3rd Edition, Revised. American Psychiatric Association, Washington, DC, 1987.

Psychiatric Dictionary, 5th Edition, R.J. Campbell, Oxford University Press, New York, 1981.

GLOSARIO
Español-Inglés

A

abreacción abreaction.

abstinencia abstinence.

abulia abulia.

abuso (de niño, anciano, sexual, esposo) abuse (child, elder, sexual, spouse).

abuso de drogas drug abuse.

abuso de sustancia substance abuse.

abuso del niño child abuse.

acalculia acalculia.

acatisia akathisia.

accidente cerebrovascular (ACV) cerebrovascular accident (CVA).

acetilcolina acetylcholine.

Acido desoxiribonucleico (ADN) deoxyribonucleic acid (DNA).

ácido homovainílico (AHV) homovanillic acid (HVA).

ácido ribonucléico (ARN) ribonucleic acid (RNA).

acinesia akinesia.

acrofobia acrophobia.

actitud abstracta (actitud categórica) abstract attitude (categorical attitude).

actitud categórica categorical attitude.

actualización actualization.

adaptación adaptation.

adaptación social social adaption.

adicción addiction.

Administración del abuso de drogas, alcohol y salud mental Alcohol, Drug Abuse, and Mental Health Administration (ADAMHA).

admisión intake.

adolescencia adolescence.

adrenérgico adrenergic.

afasia aphasia.

afecto affect.

afecto inoportuno inappropiate affect.

afecto plano affect, flat.

aflicción grief.

afonía aphonia.

agitación agitation.

agitación psicomotora psychomotor agitation.

agnosia agnosia.

agonista agonist.

agorafobia agoraphobia.

agresión aggression.

ailurofobia ailurophobia.

aislamiento isolation.

ajuste adjustment.

albergue halfway house.

alcoholismo alcoholism.

alexia alexia.

alexitimia alexithymia.

algofobia algophobia.

alienación alienation.

alienista alienist.

aloplástico alloplastic.

alteración del lenguaje speech disturbance.
alucinación hallucination.
alucinógeno hallucinogen.
alucinosis hallucinosis.
alucinosis alcohólica alcoholic hallucinosis.
ambivalencia ambivalence.
amencia amencia.
amígdala amygdala.
amimia amimia.
aminas amines.
aminas biógenas biogenic amines.
aminoácidos amino acids.
amnesia amnesia.
  anterograda anterograde.
  retrógrada retrograde.
amok amok.
anaclítico anaclitic.
analgesia analgesia.
análisis analysis.
análisis de factor factor analysis.
análisis del carácter character analysis.
análisis del ego ego analysis.
análisis del niño child analysis.
análisis transaccional transactional analysis.
análisis y síntesis distributiva distributive analysis and synthesis.
analítica psicología psychology, analytic.
analizando analysand.
anamnesis anamnesis.
androginia androgyny.

anestesia anesthesia.
anfetaminas anphetamines.
anhedonia anhedonia.
anima anima.
anomia anomie.
anorexia nerviosa anorexia nervosa.
anorgasmia anorgasmia.
anormal abnormal.
anosognosia anosognosia.
ansiedad anxiety.
ansiedad de castración castration anxiety.
ansiedad de separación separation anxiety.
ansiedad flotante libre free-floating anxiety.
ansiedad señal signal anxiety.
ansiolíticos anxiolytics.
Antabus (disulfiramo) Antabuse (disulfiram).
antagonista antagonist.
antidepresivos tricíclicos tricyclic antidepressants.
antropología cultural cultural anthropology.
anulación undoing.
apatía apathy.
apego attachment.
apercepción apperception.
aplopejía apoplexy.
apraxia apraxia.
aprender por el apego attachement learning.
área de captación catchment area.
arteriosclerosis arteriosclerosis.
arteriosclerosis cerebral cerebral arteriosclerosis.
asesoramiento counseling.

asimilación assimilation.

asistente social psiquiátrico psychiatric social worker.

asistente social, psiquiátrico social worker, psyquiatric.

asociación association.

asociación libre free association.

astereognosis astereognosis.

ataxia ataxia.

atípico atypical.

auditoría (auditoría médica, auditoría del cuidado del paciente) audit (medical audit, patient care audit).

auditoría médica medical audit.

aura aura.

autismo autism.

autismo infantil infantile autism.

autoeroticismo autoeroticism.

automatismo automatism.

autoplástico autoplastic.

autopsia psicológica psychological autopsy.

autorización accreditation.

axon axon.

azar random.

B

barbitúricos barbiturates.

barrera hematocerebral blood-brain barrier.

beneficios básicos basic benefits.

benzodiacepinas benzodiazepines.

bestialidad bestiality.

biología molecular molecular biology.

bioquímica biochemistry.

bioretroalimentación biofeedback.

bipolar 1 bipolar 1.

bipolar 2 bipolar 2.

bisexualidad bisexuality.

bloqueo blocking.

bruxismo bruxism.

bulimia bulimia.

butirofenonas butyrophenones.

C

Clasificación internacional de enfermedades (CIE) International Classification of Diseases (ICD).

cannabis cannabis.

capacidad de relaciones relatedness.

capacidad testamentaria testamentary capacity.

capacitación de la aseveración assertiveness training.

capitación capitation.

carácter character.

caracter anal anal character.

carbonato de litio lithium carbonate.

castración castration.

catalepsia catalepsy.

catarsis catharsis.

catatonia catatonia.

catecolaminas catecholamines.

catexia cathexis.

causalgia causalgia.

cefalalgia cephalalgia.

ceguera verbal word-blindness.

centro de salud mental de la comunidad community mental health center (CMHC).

cerea flexibilitas flexibilitas cerea.

cerebro brain.

chaman shaman.

ciencias de la conducta behavioral sciences.

cigosidad (dicigótico y monocigótico) zygosity (dizygotic and monozygotic).

cinético kinesics.

circunstancialidad circumstantiality.

clangor clanging.

claustrofobia claustrophobia.

cleptomanía kleptomania.

climatérico climacteric.

clorpromazina chlorpromazine.

cocaina cocaine.

cociente de inteligencia (CI) intelligence quotient (IQ).

cognición cognition.

cognoscitivo cognitive.

colinérgico cholinergic.

coma coma.

comité de examen de utilización utilization review committee.

compensación compensation.

competencia para afrontar un juicio competency to stand trial.

complejo complex.

complejo de Edipo Oedipus complex.

complejo de Electra Electra complex.

complejo de inferioridad inferiority complex.

comprobación de la realidad reality testing.

compromiso commitment.

compulsión compulsion.

compulsión de repetición repetition compulsion.

comunicación privilegiada privileged communication.

comunidad terapéutica therapeutic community.

conativo conative.

conciencia conscience.

concordancia concordance.

concusión concussion.

condensación condensation.

condicionamiento conditioning.

condicionamiento del respondedor (condicionamiento clásico, condicionamiento de Pavlov) respondent conditioning (classical conditioning, Pavlovian conditioning).

condicionamiento operante (condicionamiento instrumental) operant conditioning (instrumental conditioning).

conducta disocial dyssocial behavior.

conductismo behaviorism.

confabulación confabulation.
confidencialidad confidentiality.
conflicto conflict.
conflicto intrapsíquico intrapsychic conflict.
conformación shaping.
confrontación confrontation.
confusión confusion.
congénito congenital.
consciente conscious.
consejo genético genetic counseling.
consejo pastoral pastoral counseling.
consentimiento informado informed consent.
conservativo conservatorship.
constitución constitution.
consulta de psiquiatría de enlace consultation liaison psychiatry.
contenido latente latent content.
contenido manifiesto manifest content.
contrafobia counterphobia.
contrato contract.
contratransferencia countertransference.
conversión conversion.
convicción conviction.
coprofagia coprophagia.
coprofilia coprophilia.
correlación correlation.
cretinismo cretinism.
crisis crisis.
crisis de identidad identity crisis.
crisis de la mitad de la vida mid-life crisis.

crisis de maduración maturational crisis.
crisis hipertensora hypertensive crisis.
crisis nerviosa nervous breakdown.
cromosoma 21 chromosome 21.
cromosomas chromosomes.
crónico chronic.
cronobiología chronobiology.
crujido crack.
cuidado médico de enlace liaison nursing.
cuidado ulterior aftercare.
cuidados auxiliares ancillary care.
culpabilidad guilt.
culto cult.

D

de tipo q q-sort.
debilidad mental feeblemindedness.
decisión de Brawner Brawner decision.
decisión Tarasoff Tarasoff decision.
decrepitud agism.
defecto deficit.
defensa de la locura insanity defense.
defensa del carácter character defense.
deficiencia mental mental deficiency.
dejá vù dejá vù.
delirio delusion.
delirio nihilista nihilistic delusion.

delirium delirium.
delirium tremens delirium tremens.
demencia dementia.
demencia precoz dementia praecox.
demencia presenil presenile dementia.
demencia senil senile dementia.
demografía demography.
dendrita dendrite.
dependencia del alcohol (alcoholismo) alcohol dependence (alcoholism).
depersonalization despersonalización.
depresión depression.
depresión agitada agitated depression.
depresión delirante delusional depression.
depresión endógena endogenous depression.
depresión psicótica psychotic depression.
depresión reactiva reactive depression.
deprimido depressed.
derecho a rechazar el tratamiento right to refuse treatment.
derivados de la fenotiacina phenothiazine derivatives.
derivados de tioxanteno thioxanthene derivatives.
desamparo helplessness.
desamparo aprendido learned helplessness.
desarrollo cognoscitivo cognitive development.
desarrollo psicosexual psychosexual development.
  anal anal.
  edípica edipal.
  fálico phallic.
  oral oral.

desarrollo psicosocial psychosocial development.
descanso de medicamento drug holiday.
descompensación decompensation.
desensibilización desensitization.
desensibilización sistemática (desensibilización) systematic desensitization (desensitization).
desinstitucionalización deinstitutionalization.
desorientación disorientation.
desplazamiento displacement.
desrealización derealization.
destoxificación detoxification.
desviación estándar standard deviation.
desviación sexual sexual deviation.
determinismo determinism.
determinismo psíquico psychic determinism.
diada dyad.
diagnóstico diagnostic.
diagnóstico diferencial differential diagnosis.
diagnóstico principal primary diagnosis.
diferenciación differentiation.
dinámicas dynamics.
dinámicas de grupo group dynamics.
disartria dysarthria.
discalculia dyscalculia.
discinesia tardía tardive dyskinesia.
discordancia discordance.
disfagia dysphagia.
disfonía dysphonia.

disforia dysphoria.

disfunción cerebral mínima minimal brain dysfunction (MBD).

disfunción orgásmica orgasmic dysfunction.

disfunción psicosexual psychosexual disfuntion.

disgrafía dysgraphia.

disgregación de las asociaciones loosening of associations.

disinhibición desinhibition.

dislexia dyslexia.

dismnesia, síndrome dismnésico dysmnesia, dysmnesic syndrome.

disociación dissociation.

dispareunia dyspareunia.

disponer de la propia vida living will.

distonía dystonia.

distorsión paratáxica parataxic distortion.

distractibilidad distractibility.

doble ciego double blind.

doble enlace double bind.

doble personalidad double personality.

dominancia dominance.

dopamina dopamine.

dotación genética genetic endowment.

drogas de calle street drugs.

drogas de entrada gateway drugs.

drogas de estafador designer drugs.

drogodependencia drug dependence.

duelo bereavement.

E

ecolalia echolalia.
ecología ecology.
economía de prendas token economy.
ecopraxia echopraxia.
ecopsiquiatría ecopsychiatry.
ectomórfico ectomorphic.
edad madura middle age.
edad mental mental age (MA).
educable educable.
educación médica continuada (EMC) continuing medical education (CME).
efecto placebo placebo effect.
efecto secundario side effect.
efectos adversos adverse effects.
efectos o propiedades anticolinérgicas anticholinergic effects or properties.
ego ego.
egocéntrico egocentric.
egodistónico ego-dystonic.
egomanía egomania.
egosintónico ego-syntonic.
elaboración elaboration.
electroencefalograma (EEG) electroencephalogram (EEG).
electroestimulación electrostimulation.
electromiograma (EME) electromyogram (EMG).
ello id.
emoción emotion.

empatía empathy.
encefalina enkephalin.
encefalitis encephalitis.
encefalopatía encephalopathy.
encopresis encopresis.
endémico endemic.
endomórfico endomorphic.
endorfina endorphin.
enfermedad de Alzheimer Alzheimer's disease.
enfermedad de Huntington (corea) Huntington's disease (chorea).
enfermedad de Pick Pick's disease.
enfermedad emocional emotional illness.
enfermedad iatrogénica iatrogenic illness.
enfermedad maníaco depresiva manic depressive illness.
enfermedad mental mental disease.
enfermedad orgánica organic disease.
enfermedad psiquiátrica psychiatric illness.
enfermera psiquiátrica psychiatric nurse.
engrama engram.
enlace X X-linkage.
ensalada de palabras word salad.
enuresis enuresis.
envejecimiento aging.
envidia del pene penis envy.
enzima enzyme.
epidemiología epidemiology.
  endémico endemic.
  epidémico epidemic.
  pandémico pandemic.

epilepsia epilepsy.

epilepsia del lóbulo temporal temporal lobe epilepsy.

epilepsia jacksoniana Jacksonian epilepsy.

epilepsia mayor (gran mal) major epilepsy (grand mal). *epilepsia.*

epilepsia menor (petit mal) minor epilepsy (petit mal).

epinefrina epinephrine.

epistemología epistemology.

equivalente epiléptico epileptic equivalent.

eritrofobia erythrophobia.

erótico erotic.

erotomanía erotomania.

escala de inteligencia de Stanford-Binet Stanford-Binet Intelligence Scale.

escala de prueba de inteligencia de Wechsler para adultos Wechsler Adult Intelligence Scale (WAIS).

escáner TAC CAT scan.

escena primordial primal scene.

esclerosis lateral amiotrófica amyotrophic lateral sclerosis.

escotoma scotoma.

escuelas de psiquiatría schools of psychiatry.

espíritu de la época zeitgeist.

esquizofrenia schizophrenia.

aguda acute.

catatonica catatonic.

desorganizada (hebefrénica) disorganized (hebephrenic).

en proceso process.

indiferenciada undifferentiated.
infantil childhood.
latente latent.
paranoide paranoid.
reactiva reactive.
residual residual.

esquizofrenia en proceso process schizophrenia.
esquizofrenia infantil childhood schizophrenia.
esquizofrenia reactiva reactive schizophrenia.
estado confusional agudo acute confusional state.
estado epiléptico status epilepticus.
estado mental mental status.
estereotipia stereotypy.
estimulantes stimulants.
estrefosimbolia strephosymbolia.
estupor stupor.
ética médica medical ethics.
etiología etiology.
etnología ethnology.
etología ethology.
euforia euphoria.
examen de colega peer review.
examen de seguimiento follow-up examination.
examen del estado mental mental status examination.
examen médico medical review.
exhibicionismo exhibitionism.
extinción extinction.
extraño al ego ego alien.

extraversión extroversion.

eyaculación precoz premature ejaculation.

F

Fallo de Gault Gault Decision.

falsificación retrospectiva retrospective falsification.

familia nuclear nuclear family.

fantasía fantasy.

farmacocinética pharmacokinetics.

fase anal anal phase.

fase fálica phallic phase.

fase genital genital phase.

fase oral oral phase.

fatiga de combate combat fatigue.

femenino feminine.

femineidad femaleness.

fenciclidina phencyclidine (PCP).

fenilcetonuria phenylketonuria (PKU).

fenomenología phenomenology.

fenotipo phenotype.

fetichismo fetishism.

fijación fixation.

filogenético phylogenetic.

fingimiento malingering.

flagelación flagellation.

flexibilidad cérea waxy flexibility.

flujo sanguíneo cerebral regional regional cerebral blood flow (RCBF).

fobia phobia.

acluofobia achluophobia.

acrofobia acrophobia.

agorafobia agoraphobia.

ailurofobia ailurophobia.

algofobia algophobia.

androfobia androphobia.

autofobia autophobia.

batofobia bathophobia.

claustrofobia claustrophobia.

cinofobia cynophobia.

demofobia demophobia.

eritrofobia erythrophobia.

ginofobia gynophobia.

hipnofobia hypnophobia.

misofobia mysophobia.

panfobia panphobia.

pedofobia pedophobia.

xenofobia xenophobia.

fobia a la escuela school phobia.

fobia simple simple phobia.

fobia social social phobia.

folie à deux folie à deux.

formación reactiva reaction formation.

formicación formication.

frenología phrenology.

frigidez frigidity.
fuerza del ego ego strength.
fuga fugue.
fuga de ideas flight of ideas.
función ejecutiva del ego executive ego function.
funcional functional.
fusión fusion.

G

GABA (ácido gamma-aminobutírico) GABA (gamma aminobutyric acid).
ganancia primaria primary gain.
ganancia secundaria secondary gain.
ganglio basal basal ganglia.
garantía de la calidad quality assurance.
gemelos dizigóticos dizygotic twins.
gemelos monozigóticos monozygotic twins.
genes genes.
genético genetic(s).
genotipo genotype.
geriatría geriatrics.
gerontología gerontology.
globo histérico globus hystericus.
glosolalia glossolalia.
grand mal grand mal.
grandiosidad grandiosity.

grupo control control group.

grupo de experiencia experimental group.

grupo de sensibilidad sensitivity group.

grupos groups.

grupos de auto-ayuda self-help groups.

grupos de diagnósticos relacionados diagnostic related groups (DRG).

guardabarrera gatekeeper.

H

habilidades interpersonales interpersonal skills.

habla apresurada pressured speech.

haloperidol haloperidol.

hebefrenia hebephrenia.

hedonismo hedonism.

hermano sibling.

heroina heroin.

heterogenidad heterogeneity.

5HIAA (ácido 5-hidroxi-indolacético) 5HIAA (5-hydroxy-indoleacetic acid).

hiperactividad hyperactivity.

hipersomnia hypersomnia.

hipestesia hypesthesia.

hipnagógico hypnagogic.

hipnopómpico hypnopompic.

hipnosis hypnosis.

hipnótico hypnotic.

hipocondriasis hypochondriasis.

hipoglucemia hypoglycemia.

hipomanía hypomania.

hipotálamo hypothalamus.

hipótesis de la dopamina dopamine hypothesis.

hipótesis de las aminas biógenas biogenic amine hypothesis.

hipótesis nula null hypothesis.

histeria de ansiedad anxiety hysteria.

histerismo hysterics.

historia clínica medical record.

historia clínica orientada al problema problem-oriented record.

histriónico histrionic.

holísmo holism.

homeostasis homeostasis.

homosexualidad homosexuality.

homosexualidad ego-distónica homosexuality, ego-dystonic.

hormona hormone.

hospital de día day hospital.

hospital de noche night hospital.

hospital público not for profit hospital.

hospitales para beneficio for-profit hospitals

hospitalización de fin de semana weekend hospitalization.

hospitalización parcial partial hospitalization.

hostilidad hostility.

huida elopement.

humillación humiliation.

humor mood.

hyperventilation hiperventilación.

I

ictus stroke.

ideación paranoide paranoid ideation.

ideal del ego ego ideal.

idealización idealization.

ideas de referencia ideas of reference.

idée fixe idée fixe.

identidad identity.

identidad de género (identidad de la esencia de género) gender identity (core gender identity).

identificación identification.

idiopático idiopathic.

idiot savant idiot savant.

ilusión illusion.

imagen corporal body image.

imagen del cerebro brain imaging.

imagen eidética eidetic image.

imagen por resonancia magnética (IRM) magnetic resonance imaging (MRI).

imago imago.

implosión implosion.

impotencia impotence.

impronta imprinting.

impulso drive.

impulso impulse.

impulso sexual sexual drive.

inadaptación maladjustment.

incapacidad de aprendizaje learning disability.

incapacidad eyaculadora (impotencia) ejaculatory incompetence (impotence).
incapacidad (psiquiátrica) disability (psychiatric).
incesto incest.
incidencia incidence.
incompetencia incompetency.
inconsciente unconscious.
inconsciente colectivo collective unconscious.
incorporación incorporation.
individual psicología psychology, individual.
individualización individuation.
indolamina indolamine.
indoles indoles.
ingreso voluntario voluntary admission.
inhibición inhibition.
inhibición recíproca reciprocal inhibition.
inhibidor de la monoaminoxidasa (MAOI) monoamine oxidase inhibitor (MAOI).
inseguridad insecurity.
insomnio insomnia.
instinto instinct.
instinto de muerte (Tánatos) death instinct (Thanatos).
institución para tratamiento residencial residential treatment facility.
institucionalización institutionalization.
Instituto Nacional de Salud Mental National Institute of Mental Health (NIMH).
integración integration.
intelectualización intellectualization.
inteligencia intelligence.

inteligencia artificial artificial inteligence.
interacción de medicamentos drug interaction.
internado internship.
interpretación interpretation.
intervención en la crisis crisis intervention.
intoxicación intoxication.
intrapsíquico intrapsychic.
intravenoso (IV) intravenous (IV).
introspección introspection.
introversión introversion.
introyección introjection.
intuición insight.
inundación (implosión) flooding (implosion).
Inventario de personalidad multifactorial de Minnesota Minnesota Multiphasic Personality Inventary (MMPI).
investigación de gemelos twin research.
irreal dereistic.
isónomo isonome.

J

juicio judgment.

K

koro koro.

L

la belle indifference la belle indifference.
lábil labile.
lapsus linguae lapsus linguae.
latah latah.
latencia REM REM latency.
lenguaje corporal body language.
lesbiana lesbian.
letología lethologica.
ley o principio del talión talion law or principle.
líbido libido.
límite borderline.
límites del ego ego boundaries.
línea caliente hotline.
lobotomía lobotomy.
loco insane.
locura insanity.
locus ceruleus locus coeruleus.
logorrea logorrhea.
LSD (dietilamida del ácido lisérgico) LSD (lysergic acid diethylamide).
luto mourning.

M

manía mania.
  cleptomanía kleptomania.

egomanía egomania.
erotomanía erotomania.
megalomanía megalomania.
monomanía monomania.
necromanía necromania.
ninfomanía nymphomania.
piromanía pyromania.
tricotilomanía trichotillomania.

maníaco maniac.
maniaco manic.
manipulación manipulation.
marcador genético genetic marker.
marihuana marijuana.
masculinidad maleness.
masculino masculine.
masoquismo masochism.
maullido cri du chat.
mecanismo de defensa defense mechanism.
mecanismos de hacer frente coping mechanisms.
media mean.
mediana median.
medicamentos ansiolíticos antianxiety drugs.
medicamentos antidepresivos antidepressant drugs.
medicamentos antimaniacos antimanic drugs.
medicamentos antiparkinsonianos antiparkinson drugs.
medicamentos antipsicóticos antipsychotic drugs.
medicamentos bloqueadores de los narcóticos (antagonistas narcóticos) narcotic blocking drugs (narcotic antagonists).

medicamentos huérfanos orphan drugs.

médico de atención primaria primary care physician.

megalomanía megalomania.

melancolía melancholia.

melancolía involutiva involutional melancholia.

memoria memory.

memoria de largo plazo long term memory.

memoria de pantalla screen memory.

memoria de plazo corto short term memory.

memoria inmediata immediate memory.

menarquía menarche.

mendacidad mendacity.

mescalina mescaline.

mesmerismo mesmerism.

mesomórfico mesomorphic.

metabolismo cerebral brain metabolism.

metadona methadone.

metapsicología metapsychology.

metapsiquiatría metapsychiatry.

MHPG (3 metoxi-4-hidroxifenilglicol) MHPG (3-methoxy-4-hydroxyphenylglycol).

miedo fear.

migraña migraine.

mixto mixed.

moda mode.

modificación de la conducta behavior modification.

modo sintáctico syntaxic mode.

molécula molecule.
mongolismo mongolism.
monoaminoaxidasa (MAO) monoamine oxidase (MAO).
monomanía monomania.
mudo dummy.
mutación mutation.
mutismo mutism.
mutismo acinético akinetic mutism.

N

naloxona naloxone.
narcisismo (narcismo) narcissism (narcism).
narcoanálisis narcoanalysis.
narcolepsia narcolepsy.
narcosíntesis narcosynthesis.
narcosis narcosis.
narcótico narcotic.
necesidades de dependencia dependency needs.
necromanía necromania.
negación denial.
negativismo negativism.
neologismo neologism.
neurociencia neuroscience.
neuroendocrinología neuroendocrinology.
neurofisiología neurophysiology.
neurohormona neutogormone.

neuroléptico neuroleptic.

neurología neurology.

neurología de la conducta behavioural neurology.

neurólogo neurologist.

neurona neuron.

neuropsiquiatría neuropsychiatry.

neuroquímica neurochemistry.

neuroreceptores neuroreceptors.

neurosis neurosis.

neurosis de ansiedad anxiety neurosis.

neurosis de despersonalización depersonalization neurosis.

neurosis de compensación compensation neurosis.

neurosis depresiva depressive neurosis.

neurosis fóbica phobic neurosis.

neurosis histérica tipo disociativo hysterical neurosis, dissociative type.

neurosis histérica, tipo conversión hysterical neurosis, conversion type.

neurosis obsesivo compulsiva obsessive compulsive neurosis.

neurosis traumática traumatic neurosis.

neurotoxina neurotoxin.

neurotransmisor neurotransmitter.

ninfomanía nymphomania.

niño golpeado battered child.

niño maltratado abused child.

nivel plasmático plasma level.

niveles de medicamento drug levels.

niveles sanguíneos blood levels.
niveles séricos serum levels.
norepinefrina norepinephrine.
nosología nosology.

O

obsesión obsession.
onanismo onanism.
ondas cerebrales brain waves.
ontogenético ontogenetic.
opiáceo opiate.
organización de conservación de la salud (OCS) health maintenance organization (HMO).
organización de examen de los estándares profesionales (PSRO) professional standards review organization (PSRO).
orgasmo orgasm.
orientación orientation.
ortopsiquiatría orthopsychiatry.
oscilación del humor mood swing.

P

paciente ambulatorio outpatient.
pagos basados en DRG DRG based payments.
pandémico pandemic.
panfobia panphobia.

pánico panic.

pánico homosexual homosexual panic.

parafilia paraphilia.

parálisis general (paresia general) general paralysis (general paresis).

paranoia paranoia.

paranoide paranoid.

parapraxia parapraxis.

paraprofesional paraprofessional.

parapsicología parapsychology.

paresia paresis.

parestesia paresthesia.

parkinsonismo parkinsonism.

parkinsonismo producido por medicamentos (pseudoparkinsonismo) drug-induced parkinsonism (pseudoparkinsonism).

paso al acto acting out.

patognomónico pathognomonic.

pavor nocturno pavor nocturnus.

pederastia pederasty.

pedofilia pedophilia.

pelagra pellagra.

penetración working through.

pensamiento concreto concrete thinking.

pensamiento mágico magical thinking.

percepción percepcion.

percepción extrasensorial (PES) extrasensory perception (ESP).

período de latencia latency period.

perseveración perseveration.

persona persona.

personalidad personality.

personalidad anancástica anankastic personality.

personalidad antisocial tisocial personality.

personalidad compulsiva compulsive personality.

personalidad de tipo A type A personality.

personalidad de tipo B type B personality.

personalidad explosiva explosive personality.

personalidad histérica hysterical personality.

personalidad múltiple multiple personality.

personalidad pasivo-agresiva passive-agressive personality.

personalidad pasivo-dependiente passive-dependent personality.

personalidad psicopática psychopathic personality.

persuasión persuasion.

perturbación emocional emotional disturbance.

perversión perversion.

pesadilla (ataques de ansiedad en los sueños) nightmare (dream anxiety attacks).

petit mal petit mal.

pia madre pia mater.

piblokto piblokto.

pica pica.

pierna fantasma phantom limb.

piperacina piperazine.

piperidina piperidine.

piromanía pyromania.

placas plaques.

placebo placebo.

plan de cuidados de enfermería nursing-care plan.

planimetría de la actividad eléctrica del cerebro brain electrical activity mapping (BEAM).

polifagia polyphagia.

polisomnografía polysomnography.

porfiria porphyria.

potencia potency.

potencial evocado evoked potential.

potencial relacionado con el acontecimiento event-related potential.

práctica de grupo group practice.

preconsciente preconscious.

pregenital pregenital.

prevalencia prevalence.

prevención (psiquiatría preventiva) prevention (preventive psychiatry).

prevención primaria primary prevention.

prevención secundaria secondary prevention.

prevención terciaria tertiary prevention.

principio de realidad reality principle.

principio del placer pleasure principle.

privación emocional deprivation, emotional.

privación materna maternal deprivation.

privación sensorial sensory privation.

procedimientos de cuidado y protección care and protection proceedings.

proceso neurótico neurotic process.

proceso primario primary process.

proceso secundario secondary process.

pródomo (precursor) prodome (precursor).

profecía de auto-cumplimiento self-fulfilling prophecy.

profesional relacionado con la salud allied health professional.

Programa del desarrollo de Gesell Gesell Developmental Schedules.

prolactina prolactin.

pronóstico prognosis.

propensión al accidente accident-proneness.

protesta masculina masculine protest.

proyección projection.

prueba de Rorschach Rorschach test.

pseudodemencia pseudodementia.

psicoanálisis psychoanalysis.

psicoanalista psychoanalist.

psicobiología psychobiology.

psicocirugía psychosurgery.

psicodélico psychedelic.

psicodinámica psychodynamics.

psicodrama psychodrama.

psicoendocrinología psychoendocrinology.

psicofarmacología psychopharmacology.

psicogénesis psychogenesis.

psicohistoria psychohistory.

psicoinmunología psychoinmunology.

psicolingüística psycholinguistics.

psicología psychology.

Psicología analítica analytic psychology.

psicología del ego ego psychology.

psicología del gestaltismo gestalt psychology.
psicología individual individual psychology.
psicología molecular molecular psychology.
psicología profunda depth psychology.
psicológica, autopsia autopsy, psychologic.
psicólogo psychologist.
psicólogo clínico clinical psychologist.
psicometría psychometry.
psicomotor psychomotor.
psiconeurosis psychoneurosis.
psicopatología psychopathology.
psicosis psychosis.
psicosis alcohólica alcoholic psychoses.
psicosis atípica atypical psychoses.
psicosis de prisión prison psychosis.
psicosis exógena exogenous psychoses.
psicosis posparto postpartum psychosis.
psicosis reactiva breve brief reactive psychosis.
psicosis simbiótica symbiotic psychosis.
psicosis sintomática symptomatic psychoses.
psicosis tóxica toxic psychosis.
psicosis unipolar unipolar psychoses.
psicosomático psychosomatic.
psicoterapéuta psychotherapist.
psicoterapia psychotherapy.
psicoterapia breve brief psychotherapy.
psicoterapia de grupo group psychotherapy.
psicoterapia de sostén supportive psychotherapy.
psicotomimético psychotomimetic.
psicotrópico psycotropic.

psique psyche.

psiquiatra psychiatrist.

psiquiatra diplomado por la junta board-certified psychiatrist.

psiquiatra elegible por la junta board-eligible psychiatrist.

psiquiatría psychiatry.

psiquiatría administrativa administrative psychiatry.

psiquiatría biológica biologic psychiatry.

psiquiatría cultural cultural psychiatry.

psiquiatría de enlace liaison psychiatry.

psiquiatría de la comunidad community psychiatry.

psiquiatría descriptiva descriptive, psychiatry.

psiquiatría dinámica dynamic psychiatric.

psiquiatría existencial (existencialismo) existential psychiatry (existentialism).

psiquiatría forense forensic psychiatry.

psiquiatría geriátrica geriatric psychiatry.

psiquiatría industrial industrial psychiatry.

psiquiatría infantil infant psychiatry.

psiquiatría inter-cultural cross-cultural psychiatry.

psiquiatría laboral (psiquiatría industrial) occupational psychiatry (industrial psychiatry).

psiquiatría molecular molecular psychiatry.

psiquiatría social social psychiatry.

psiquiatría transcultural transcultural psychiatry.

punción lumbar lumbar puncture.

punto débil blind spot.

Q

quemado burnout.

R

racionalización rationalization.
reacción de aniversario anniversary reaction.
reacción de estrés stress reaction.
receptor receptor.
recuerdo recall.
referencia, delirio de (idea de) reference, delusion of (idea of).
refuerzo reinforcement.
regla de Durham Durham rule.
regla de M'Naughten M'Naughten Rule.
regresión regression.
rehabilitación rehabilitation.
relación rapport.
relación sadomasoquista sadomasochistic relationship.
relaciones de objeto object relations.
reminiscencia reminiscence.
remisión remission.
represión repression.
reserpina reserpine.
residente resident.

residuo diurno day residue.
resistencia resistance.
resonancia magnética nuclear nuclear magnetic resonance (NMR).
responsabilidad criminal criminal responsability.
respuesta galvánica de la piel (RGP) galvanic skin response (GSR).
retirada withdrawal.
retraso retardation.
retraso mental mental retardation.
retraso psicomotor psychomotor retardation.
rigidez rigidity.
ritmos biológicos biologic rhythms.
ritmos circadianos circadian rhythms.
ritmos infradianos infradian rhythms.
ritmos ultradianos ultradian rhythms.
ritual ritual.
rivalidad entre hermanos sibling rivalry.
rol role.
rol de enfermo sick role.
rol de género gender role.
rumiación rumination.

S

sadismo sadism.
salud mental mental health.
satiriasis satyriasis.

sedante sedative.

senectud senescence.

sensorio sensorium.

separación detachment.

separación-individualización separation-individuation.

serotonina serotonin.

shock cultural culture shock.

shock de la explosión shell shock.

si mismo self.

SIDA AIDS.

sífilis syphilis.

signo sign.

simbiosis symbiosis.

simbolización symbolization.

simpatía sympathy.

sinapsis synapse.

síndrome syndrome.

síndrome bradicinético bradykinetic syndrome.

síndrome cerebral brain syndrome.

síndrome cerebral orgánico organic brain syndrome.

síndrome de Briquet Briquet's syndrome.

síndrome de Da Costa Da Costa's sindrome.

síndrome de desconexión disconnection syndrome.

síndrome de Down Down's syndrome.

síndrome de Estocolmo Stockholm syndrome.

síndrome de fracaso social social breakdown syndrome.

síndrome de Ganser Ganser syndrome.

síndrome de Gilles de la Tourette Gilles de la Tourette syndrome.

síndrome de Kleine-Levin Kleine-Levin syndrome.

síndrome de Klinefelter Klinefelter syndrome.

síndrome de Klüver-Bucy Klüver-Bucy syndrome.

síndrome de Korsakoff Korsakoff syndrome.

síndrome de la retirada del alcohol alcohol withdrawal syndrome.

síndrome de Münchhausen (patomimia) Münchhausen syndrome (pathomimicry).

síndrome de Tourette Tourette's syndrome.

síndrome de Turner Turner syndrome.

síndrome de Wernicke-Korsakoff Wernicke-Korsakoff syndrome.

síndrome extrapiramidal extrapyramidal syndrome.

síndrome hipercinético hyperkinetic syndrome.

síndrome neuroléptico maligno neuroleptic malignant syndrome.

síndromes específicos de cultura culture-specific syndromes.

síntoma symptom.

síntomas de retirada withdrawal symptoms.

sistema adrenérgico adrenergic system.

sistema extrapiramidal extrapyramidal system.

sistema límbico limbic system.

sistema nervioso autónomo (SNA) autonomic nervous system (ANS).

sistema nervioso central (SNC) central nervous system (CNS).

sistema nervioso parasimpático parasympathetic nervous system.

sistema nervioso simpático sympathetic nervous system.

sistema nervioso vegetativo vegetative nervous system.

sobrecompensación overcompensation.

sobredeterminación overdetermination.

socialización socialization.

sociedad de las noches de los miercoles Wednesday Evening Society.

sociobiología sociobiology.

sociología sociology.

sociometría sociometry.

sociópata sociopath.

socioterapia sociotherapy.

sodomía sodomy.

solucionar el problema problem solving.

soma soma.

sonambulismo somnambulism.

subconsciente subconscious.

sublimación sublimation.

succinilcolina succinylcholine.

sueño sleep.

sueño NREM NREM sleep.

sueño REM REM sleep.

sugestión suggestion.

sugestionable suggestibility.

suicidio suicide.

suicidios en grupo cluster suicides.

suministrador de cuidado caregiver.
superego superego.
supresión suppression.
sustitución substitución.

T

tabú taboo.
tallo cerebral brain stem.
tanatología thanatology.
tangencialidad tangenciality.
telepatía telepathy.
temperamento temperament.
terapia cognoscitiva cognitive therapy.
terapia conjunta conjoint therapy.
terapia de aversión aversion therapy.
terapia de juego play therapy.
terapia de la conducta behavior therapy.
terapia de la pareja couples therapy.
terapia de mantenimiento de medicamentos maintenance drug therapy.
terapia del medio ambiente milieu therapy.
terapia familiar family therapy.
terapia laboral occupational therapy.
terapia marital marital therapy.
terapia megavitamínica megavitamin therapy.
terapia somática somatic therapy.
terapia vitamínica vitamin therapy.

tercer oido (el) third ear (the).

terrores nocturnos (pavor nocturno) night terrors (pavor nocturnus).

test de apercepción temática TAT (Thematic Apperception Test).

testigo experto expert witness.

tests de proyección projective tests.

tests psicológicos psychologic tests.

tic tic.

tipos constitucionales constitutional types.

tiramina tyramine.

tolerancia al medicamento drug tolerance.

tomografía tomography.

tomografía axial computarizada (escáner TAC, TC) computerized axial tomography (CAT scaning, CT).

tomografía de emisión de positrón (escáner TEP) positron emission tomography (PET scanning).

toxicidad toxicity.

trabajador autóctono indigenous worker.

trabajo social social work.

trance trance.

tranquilizante tranquilizer.

transexual transsexual.

transferencia transference.

transvestismo transvestism.

trastorno afectivo affective disorder.

trastorno bipolar bipolar disorder.

trastorno ciclotímico cyclothymic disorder.

trastorno de ajuste adjustment disorder.

trastorno de ansiedad anxiety disorder.

trastorno de ansiedad generalizada generalized anxiety disorder.

trastorno de caminar dormido sleepwalking disorder.

trastorno de conversión conversion disorder.

trastorno de defecto en la atención attention deficit disorder (ADD).

trastorno de despersonalización (neurosis) depersonalization disorder (neurosis).

trastorno de dolor psicógeno psycogenic pain disorder.

trastorno de estrés postraumático posttraumatic stress disorder.

trastorno de la personalidad dependiente dependent personality disorder.

trastorno de pánico panic disorder.

trastorno de somatización somatization disorder.

trastorno de terror en el sueño sleep terror disorder.

trastorno del carácter (neurosis de carácter) character disorder (character neurosis).

trastorno del desarrollo developmental disorder.

trastorno del pensamiento thought disorder.

trastorno del pensamiento formal formal thought disorder.

trastorno delirante (paranoide) delusional (paranoid) disorder.

trastorno disociativo dissociative disorder.

trastorno distímico dysthymic disorder.

trastorno esquizoafectivo schizoaffective disorder.

trastorno esquizofreniforme schizophreniform disorder.

trastorno funcional functional disorder.

trastorno mental mental disorder.

trastorno mental orgánico organic mental disorder.

trastorno neurótico neurotic disorder.

psychoactive substance use disorder trastorno por el uso de sustancia psicoactiva.

trastornos afectivos mayores major affective disorders.

trastornos cerebrales brain disorders.

trastornos convulsivos convulsive disorders.

trastornos de la comida eating disorders.

trastornos de la conducta en la infancia behavior disorders of childhood.

trastornos de la personalidad personality disorders.

- **antisocial** antisocial.
- **límite** borderline.
- **compulsiva** compulsive.
- **dependiente** dependent.
- **histriónica** histrionic.
- **narcisista** narcissistic.
- **paranoide** paranoid.
- **pasivo-agresiva** passive-aggresive.
- **esquizoide** schizoid.
- **esquizotípica** schizotypal.

trastornos de los impulsos impulse disorders.

trastornos del humor mood disorders.

trastornos endocrinos endocrine disorders.

trastornos facticios factitious disorders.

trastornos neurológicos neurologic disorders.

trastornos paranoides paranoid disorders.

trastornos psicofisiológicos psychophysiologic disorders.

trastornos sexuales sexual disorders.

trastornos somatoformes somatoform disorders.

tratamiento de coma insulínico insulin-coma treatment.

tratamiento de electroshock (TES) electroshock treatment (EST).

tratamiento de shock shock treatment.

tratamiento de shock con metrazol Metrazol shock treatment.

tratamiento electroconvulsivo (TEC) electroconvulsive treatment (ECT)

tratamiento moral moral treatment.

tratamiento ortomolecular (terapia megavitamínica) orthomolecular treatment (megavitamin therapy).

trauma del parto birth trauma.

trauma psíquico trauma, psychic.

tricotilomanía trichotillomania.

trisomía trisomy.

tutela guardianship.

V

varianza variance.

ventana terapéutica therapeutic window.

verbigeración verbigeration.
vergüenza shame.
vértigo vertigo.
vestidos cruzados cross-dressing.
vínculo bonding.
violación rape.
voyeurismo voyeurism.

W

windigo windigo.

X

xenofobia xenophobia.

Z

zona erógena erogenous zone.

LISTA DE ABREVIATURAS EMPLEADAS HABITUALMENTE

AA Alcoholics Anonymous

AAAS American Association for the Advancement of Science

AABA American Anorexia/Bulimia Association, Inc.

AACAP American Academy of Child and Adolescent Psychiatry

AACDP American Association of Chairmen of Departaments of Psychiatry

AACMHP American Association of Community Mental Health Center Psychiatrists

AACP American Academy of Clinical Psychiatrists

AACP American Academy of Child Psychoanalysts

AADPRT American Association of Directors of Psychiatric Residency Training, Inc.

AAFP American Academy of Family Physicians

AAGP American Association for Geriatric Psychiatry

AAGHP American Association of General Hospital Psychiatrists

AAMC Association of American Medical Colleges

AAMD American Association on Mental Deficiency

AAMFT American Association for Marriage and Family Therapy

AAMR American Academy on Mental Retardation

AAN American Academy of Neurology

AANP American Association of Neuropathologists

AAP American Academy of Psychoanalysis

AAP American Academy of Psychotherapists

AAP Association for the Advancement of Psychotherapy

AAP Association for Academy Psychiatry

AAP Association for the Advancement of Psychoanalysis

AAPA American Association of Psychiatric Administrators

AAPAA American Association of Psychiatrists in Alcoholism and the Addictions

AAPC American Association of Pastoral Counselors

AAPH American Association for Partial Hospitalization

AAPL American Academy of Psychiatry and the Law

AAPSC American Association of Psychiatric Services for Children

AAPT Association for the Advancement of Psychotherapy

AAS American Association of Suicidology

AASP American Association for Social Psychiatry

AATA American Art Therapy Association

ABFP American Board of Forensic Psychiatry

ABMS American Board of Medical Specialties

ABPN *American Board of Psychiatry and Neurology*

ACMHA American College of Mental Health Administration

ACMPD American Council on Marijuana and Other Psychoactive Drugs

ACNP American College of Neuropsychiatrists

ACNPP American College of Neuropsychopharmacology

ACP American College of Psychiatrists

ACP American College of Physicians

ACP Association for Child Psychoanalysis

ACPA American College of Psychoanalysts

ACTH adrenocorticotropic hormone || hormona adrecorticotrópica

AD *Alzheimer's disease* || *enfermedad de Alzheimer*

ADAMHA *Alcohol, Drug Abuse, and Mental Health Administration*

ADD *attention deficit disorder (DSM-III-R)* || *trastorno de defecto en la atención*

ADMSEP Association of Directors of Medical Studet Education in Psychiatry

ADPANA Alcohol and Drug Problems Association of North America

ADRDA *Alzheimer's Disease and Related Disorders Association*

AFCR American Federation for Clinical Research

AFTA American Family Therapy Association

AGS American Geriatrics Society

AGPTA American Group Psychotherapy Association

AHA American Hospital Association

AHCA American Health Care Association

AIBS American Institute of Biological Sciences

AIDS acquired immun deficiency syndrome || síndrome de inmunodeficiencia adquirido (SIDA)

AIPP American Institute for Psychotherapy and Psychoanalysis

AIS American Institute of Stress

AJP *American Journal of Psychiatry*

AMA against medical advice || contra consejo médico

AMA American Medical Association

AMERSA Association for Medical Education and Research in Substance Abuse

AMHA Association of Mental Health Administrators

AMHC Association of Mental Health Clergy

AMHCA American Mental Health Counselors Association

AMHF American Mental Health Fund

AMHL Association of Mental Health Librarians

AMSA American Medical Society on Alcoholism

AMSA American Medical Student Association

AMWA American Medical Women's Association

ANA American Neurologic Association

ANA American Nurses' Association

ANFMP Association of Nervous and Former Mental Patients (Recovery, Inc.)

ANS *autonomic nervous system* || *sistema nervioso autonómico*

AOA American Orthopsychiatric Association

AOTA American Occupational Therapy Association

APA *American Psychiatric Association*

APA American Psychoanalytic Association

APA American Psychological Association

APAL Asociación Psiquiatrica de América Latina

APM Academy of Psychosomatic Medicine

APPA American Psychopathological Association

APPI American Psychiatric Press, Inc.

APPM Association for Psychoanalytic and Psychosomatic Medicine

APS American Psychosomatic Society, Inc.

ARC Association for Retarded Citizens

ARMH Academy of Religion and Mental Health

ARNMD Association for Research in Nervous and Mental Disease

ASA American Schizophrenia Association

ASAP American Society for Adolescent Psychiatry

ASF American Schizophrenia Foundation

ASGPP American Society of Group Psychotherapy and Psychodrama

ASLM American Society of Law and Medicine

ASPP American Society of Psychoanalytic Physicians

AWA away without authorization || ausencia sin autorización

BASH Bulimia Anorexia Self-Help, Inc.

BEAM *brain electrical activity mapping* || *planimetría de la actividad eléctrica del cerebro*

B.I.D. twice a day || dos veces al día

BIS Brain Information Service

BMA British Medical Association

BRF Brain Research Foundation

BTRS Behavior Therapy and Research Society

CA Cocaine Anonymous

CAT *Children's Apperception Test* || *test de apercepción infantil*

CAT *computerized axial tomography* || *tomografía axial computarizada*

CBT cognitive behavioral therapy || terapia conductual cognitiva

CMA Canadian Medical Association

CME *continuing medical education* || *educación médica continuada*

CMHA Canadian Medical Health Association

CMHC *continuing mental health center* || *centro de salud mental continuada*

CMSS Council of Medical Specialty Societies

CNS *central nervous system* || *sistema nervioso central*

CPA Canadian Psychiatric Association

CPA Caribbean Psychiatric Association

CPDD Committee on Problems of Drug Dependence

CPT Current Procedural Terminology (AMA)

CRF corticotropic-releasing factor || factor liberador corticotrópico

CSF cerebrospinal fluid || líquido cefalorraquídeo

CT *computerized axial tomography* || *tomografía axial computarizada*

CVA cerebrovascular accident; stroke || accidente cerebrovascular, ictus

CWLA Child Welfare League of America, Inc.

DBH dopamine beta-hydroxylase || dopamina beta-hidroxilasa

DHHS Department of *Health and Human Services*

DMH Department of Mental Health/Department of Mental Hygiene

DNA *deoxyribonucleic acid* || *ácido desoxirribonucleico*

DOV discharged on visit || alta en la visita

DRG *diagnostic related group* || *grupo de diagnóstico relacionado*

DSM *Diagnostic and Statistical Manual of Mental Disorders*

DSM-III-R *Diagnostic and Statistical Manual of Mental Disorders, Third Edition, Revised*

DST Dexamethasone Suprression Test

DTs *delirium tremens* || *delirium tremens*

ECA epidemiologic catchment area || área de captación epidemiológica

ECFMG Educational Commission for Foreign Medical Graduates

ECT *electroconvulsive treatment* || *tratamiento electroconvulsivo*

EE expressed emotion || emoción expresada

EEG *electroencephalogram* || *electroencefalograma*

EFA Epilepsy Foundation of America

EKG electrocardiogram || electrocardiograma

EMG *electromyogram* || *electromiograma*

EPRA Eastern Psychiatric Research Association

ESP *extrasensory perception* || *percepción extrasensorial*

EST *electroconvulsive treatment* || *tratamiento electroconvulsivo*

FDA *Food and Drug Administration*

FDMD Foundation for Depression and Manic Depression

GA Gamblers Anonymous

GAP Group for the Advancement of Psychiatry

GSR *galvanic skin response* || *respuesta galvánica de la piel*

H&CP *Hospital and Community Psychiatry (APA)*

HIBR Huxley Institute for Biosocial Research

HMO *health maintenance organization* || *organización de conservación de la salud*

HRS Hamilton Rating Scale

HLTV-III virus involved in AIDS || virus implicado en el SIDA

IACPA Inter-American Council of Psychiatric Associations

IALMH International Academy of Law and Mental Health

IASP International Association for Suicide Prevention

IASSMD International Association for the Scientific Study of Mental Deficiency

ICAMI/WRAPD International Committee Against Mental Illness and World Rehabilitation Association for the Psycho-Socially Disabled

ICP *International Classification of Diseases*

ICPM International College of Psychosomatic Medicine

ICSW International Council on Social Welfare

IFMP International Federation for Medical Psychotherapy

IFPS International Federation of Psychoanalytic Societies

IM/NAS Institute of Medicine/National Academy of Sciences

IND investigational new drug || medicamento nuevo en investigación

IPAAE International Psychiatric Association for the Advancement of Electrotherapy

IPT interpersonal therapy || terapia interpersonal

IQ *intelligence quotient* || *cociente de inteligencia*

ITAA International Transctional Analysis Association

JCAH *Joint Commission on Acreditation of Hospitals*

JCMHC *Joint Commission on Mental Health of Children*

JCMIH *Joint Commission on Mental Illness and Health*

JCPA Joint Commssion on Public Affairs (APA)

LP *lumbar puncture* || *punción lumbar*

LSD lysergic acid diethylamide || dietilamida del ácido lisérgico

MAOI *monoamine oxidase inhibitor* || *inhibidor de la monoaminooxidasa*

MBD *minimal brain dysfunction* || *disfunción cerebral mínima*

MDI *manic depressive illness* || *enfermedad maniaco depresiva*

MHA Mental Health Association

MMPI Minnesota Multiphasic Personality Inventory (See Table of Psychologic Tests)

MRAA Mental Retardation Association of America

MRI *magnetic resonance imaging* || *imagen por resonancia magnética*

NA Narcotics Anonymous

NADS National Association for Drown's Syndrome

NAIL Neurotics Anonymous International Liaison

NAMH National Association for Mental Health

NAMI *National Alliance for the Mentally Ill*

NAMT National Association for Music Therapy

NANAD National Association of Anorexia and Associated Disorders

NAPPH National Association of Private Psychiatric Hospitals

NARC National Association for Retarded Citizens

NARSD National Alliance for Research on Shizophrenia and Depression

NASMHPD National Association of State Mental Health Program Directors

NASMHRI National Association of State Mental Health Research Institutes

NASW National Association of Social Workers

NAVACP National Association of Veterans Administration Chiefs of Psychiatry

NBME National Board of Medical Examiners

NCA National Council on the Aging

NCAI National Council on Alcoholism, Inc.

NCCMHC National Council of Community Mental Health Centers

NCD National Council on Drugs

NDMDA National Depressive and Manic-Depressive Association

NGCP National Guild of Catholic Psychiatrists

NHC National Health Council

NIA National Institute on Aging

NIAAA National Institute on Alcohol Abuse and Alcoholism (*ver Alcohol, Drug Abuse, and Mental Health Administration*)

NIDA National Institute on Drug Abuse (*ver Alcohol, Drug Abuse and Mental Health Administration*)

NIMH National Institute of Mental Health (*ver Alcohol, Drug Abuse, and Mental Health Administration*)

NLN National League for Nursing

NMA National Medical Association

NMHA *National Mental Health Association*

NMHF National Mental Health Foundation

NMS *neuroleptic malignant syndrome* || *síndrome neuroléptico maligno*

NOMIC National Organization for Mentally Ill Children

NRA National Rehabilitation Association

NRC National Research Council

NREM non-rapid eye movement (*see sleep*) || movimiento de ojos no rápidos

NSAC National Society for Autistic Children

NSF National Science Foundation

OBD organic brain disease || enfermedad cerebral orgánica

OBS *organic brain syndrome* || *síndrome cerebral orgánico*

PCMH Public Committee on Mental Health

PDR Physician's Desk Reference

PET *positron emission tomography* || *tomografía de emisión de positrón*

PKU *phenylketonuria* || *fenilcetonuria*

PPA Phileppine Psychiatrists of America

PSR Physicians for Social Responsibility

PSRO *professional standards review organization* || *organización de examen de los estándares profesionales*

QID four times a day || cuatro veces al día

RANZCP Royal Australian and New Zealand College of Psychiatrists

REM rapid eye movement (*see sleep*) || movimiento rápido de ojos

RCP Royal College of Psychiatrists

RCPSC Royal College of Physicians and Surgeons of Canada

RNA *ribonucleic acid* || *ácido ribonucleico*

RSM Royal Society of Medicine

SA Schizophrenics Anonymous

SAI Schizophrenics Anonymous International

SADS seasonal affective disorder syndrome || síndrome de trastorno afectivo estacional

SBM Society of Behavioral Medicine

SBP Society of Biological Psychiatry

SDAT *senile dementia, Alzheimer type* || *demencia senil, tipo Alhzeimer*

SIECUS Ver information and Education Council of the U.S.

SNS Society for Neuroscience

SPCP Society of Professors of Child Psychiatry

SMA Southern Medical Association

SPA Southern Psychiatric Association

SRS Sleep Research Society

SSI/SSDI Social Security Insurance/Social Security Disability Insurance

TIA transient ischemic attack || ataque isquémico transitorio

TID three times a day || tres veces al día

TM transcendental meditation || meditación trascendental

TRH thyrotropin releasing hormone test || prueba de la hormona liberadora de tirotropina

USPHS U.S. Public Heatlh Service

VA Veterans Administration

WASP World Association for Social Psychiatry

WFMH World Federation for Mental Health

WHO World Health Organization

WMA World Medical Association || A.M.P. Asociación Mundial de Psiquiatría

WPA *World Psychiatric Association*

TABLA DE DROGAS DE EMPLEO ABUSIVO FRECUENTE

Clase	Nombre comercial* (o fuente)	Nombres callejeros
Opiáceos		
morfina	morfina, sulfato	droga, M, Srta. Emma, morfo, materia blanca
heroína	ninguno	H. muchacho, materia dura, caballo, basura, manotada
hidromorfona	Dialudid	DL
oximorfona	Numorphan	Azules
oxicodona	Percodan, Percocet	Percs
meperidina	Demerol	
metadona, clorhidrato	Dolophine	muñequitas, dona
pentazocina	Talwin	
tintura de opio	paregórico	PG, regaliz
preparados con codeína	Elixir terpin, hidrato	escolar, terciopelo azul
para la tos	Robitussin A–C	Robby
hidrocodona	Hycodan	
Analgésico no narcótico		
propoxifeno	Darvon	
Benzodiazepinas		
diazepam	Valium	
clordiazepóxido	Librium	
alprazolam	Xanax	
oxazepam	Serax	
lorazepam	Ativan	

Barbitúricos		barbs, caramelos, muñecas, cacahuetes, píldoras para dormir, papanatas
secobarbital	Seconal	señora rosa, diablos rojos, rosas
amobarbital	Amytal	ángeles azules, pájaros azules, diablos azules, lirios
pentobarbital	Nembutal	nebbies, balas amarillas, muñecas amarillas
fenobarbital	Luminal	fenies, corazones púrpuras
amobarbital/secobarbital	Tuinal	árboles de Navidad, problema doble, arcoiris
Otros hipnóticos sedantes		
metacualona	Quaalude	sopores, ludes
glutetimida	Doriden	de CIBA, paquete (con codeína)
metiprilona	Nodular	
Estimulantes del sistema nervioso central		
etoclorovinol	Placidyl	
hidrato de cloral	Noctec	
paraldehído	Paral	
meprobamato	Miltown	
escopolamina	Sominex	suero de la verdad
cocaína, clorhidrato	cocaína	coke, chispa, polvo feliz, base, soplido
cocaína base libre		
d. dl. anfetamina	Biphetamine	bellezas negras
anfetamina, sulfato	Benzedrine	de la A, judías, volteretas, encrucijadas, corazones, melocotones, blancas
anfetamina sulfato/amobarbital	Dexamyl	verdes
dextroanfetamina, sulfato	Dexedrine	macarrones, árboles de Navidad, dexies, corazones, despertares
metaanfetamina, clorhidrato	Methedrine	sorpresa, chifladura, rápido, cristal, meth

* Muchas de estas drogas se venden con una diversidad de nombres comerciales; solamente se ha usado para cada una de ellas un solo ejemplo popular. Estos nombres comerciales corresponden al mercado USA.

TABLA DE DROGAS DE EMPLEO ABUSIVO FRECUENTE

Clase	Nombre comercial* (o fuente)	Nombres callejeros
Drogas con propiedades alucinógenas		
dietilamida del ácido lisérgico	derivado sintético del cornezuelo de centeno	ácido, cuñas rosas, cubos de azúcar
psilocina/psilocibina	hongo *(Psilocybe mexicana)*	ácido del hombre de negocios, hongo mágico
dimetiltriptamina	sintéto	DMT, DET, DPT
semillas de dondiego de día	enredadera *(Ribea corimbosa)*	poder de flor, azul celestial, puertas de perlas
mescalina	cactus peyote	gran jefe, capullos, cactus mesc
dimetilmetoxi–anfetamina	sitético (derivado)	STP
miristicina	nuez moscada	NMDA
muscarina	hongo *(Amanita muscaria)*	mosca
fenicidina		polvo de ángel, polvo, PCP
Tetrahidrocannabinoides		
marihuana	*Cannabis sativa* (hojas, flores)	yerba, heno, junta, Mari Juana, cigarrillo, tipo, cuerda puchero
hachís	*Cannabis sativa,* resina	embrollo
Disolventes volátiles y gases		
bencina	gasolina	
toluol	vapores de pegamento	
tetracloruro de carbono	líquido para limpiar	
nafta	líquido para limpiar	placer de la mujer que cepilla
nitrito de amilo	nitrito de amilo	amis, peras, castañuelas, detonadores
óxido nitroso	óxido nitroso	gas de la risa, nitroso

* Muchas de estas drogas se venden con una diversidad de nombres comerciales; solamente se ha usado para cada una de ellas un solo ejemplo popular. Estos nombres comerciales corresponden al mercado USA.

TABLA DE MEDICAMENTOS USADOS EN PSIQUIATRIA

Nombres genéricos

MEDICAMENTOS ANSIOLITICOS

Antihistamina derivados
hidroxicina

Benzodiazepinas, derivados
alprazolam
clordiazepóxido
clonazepam
clorazepato
diazepam
halazepam
lorazepam
oxazepam
prazepam

No benzodiacepinas
buspirona

MEDICAMENTOS ANTIDEPRESIVOS

Hidracina inhibodores de la MAO
isocarboxacida
fenelcina

No hidracina inhibidores de la MAO
tranilcipromina

Nombres genéricos

Derivados tricíclicos
amitriptilina
amoxapina
desipramina
doxepina
imipramina
nortriptilina
protriptilina
trimipramina

Agentes atípicos
trazodoma

MEDICAMENTOS ANTIMANIACOS

carbonato o citrato de litio
carbamazepina
valproato

MEDICAMENTOS ANTIPSICOTICOS

Butirofenonas
haloperidol
droperidol

Dibenzoxacepinas
loxapina

Nombres genéricos

Dihidroindolonas
molindona

Difenilbutilpiperidina
pimozida

Derivados de fenotiacina
Alifático
clorpromazina
triflupromacina

Piperazina
acetofenacina
butaperacina
carfenacina
flufenacina
perfenacina
trifluoperacina

Piperidina
mesoridacina
piperacetacina
tioridacina

Derivados tioxanteno
clorprotixeno
tiotixeno

TABLA DE TERMINOS LEGALES

care and protection proceedings medidas de cuidado y protección || Intervención de un tribunal en beneficio de la salud, educación y bienestar de un niño cuando los padres o los cuidadores no quieren o no pueden suministrarlas.

competency to stand criminal trial competencia para ser sometido a juicio criminal || La prueba de la capacidad para ser sometido a un juicio criminal, que se aplica al estado mental del acusado en el momento del juicio. Una persona está capacitada para ser juzgada cuando (1) comprende la naturaleza de la acusación a la que se enfrenta y las consecuencias que pueden resultar por su condena, y (2) es capaz de ayudar racionalmente a su abogado en su defensa.

conservatorship conservadurismo || En la mayor parte de las jurisdicciones este estado significa que el conservado está bajo el control de otra persona o personas (conservador), con respecto a los asuntos fiscales o contractuales, pero no con respecto a la persona física o cuerpo (como con el consentimiento para tratamiento médico o quirúrgico).

criminal responsability responsabilidad criminal || Un estado mental del acusado en el momento del supuesto crimen. Una persona no puede ser declarada culpable de un crimen, si puede probarse que a él le faltaba la capacidad de concebir un propósito criminal en el momento del supuesto crimen debido a «locura criminal». Ver *defensa de la locura.*

emancipated minor menor emancipado || Puede considerarse que un menor tiene los derechos de un adulto, cuando se demuestra que él está, realmente, ejerciendo un control general sobre su vida.

expert witness testigo pericial || Un estado conferido a un testigo basado en las calificaciones apropiadas, la capacitación, y la experiencia, las cuales reconocen la competencia y la autoridad del testigo en un área especial de experiencia. A los testigos expertos se les permite ofrecer opiniones en el tribunal relacionadas con su área de experiencia, las cuales no le serían permitidas a un testigo sin tal estado.

Gault Decision decisión de Gault || Un caso memorable que declara que los procesos de tribunal titular de menores deben estar a la altura de los factores imprescindibles del debido proceso y tratamiento justo, según la enmienda 14. Esto es, el menor debe ser (1) notificado apropiadamente de las acusaciones, (2) representado por un abogado, (3) protegido contra la autoacusación, y (4) capaz de enfrentarse y preguntar a los testigos.

guardianship tutela || En la mayoría de las jurisdicciones, en el contexto de la enfermedad mental, una persona bajo tutela por razón de enfermedad mental está bajo el control total de otra persona o personas y en estado de custodia con respecto tanto de su cuerpo (como consentir intervención quirúrgica), como de los asuntos fiscales o contractuales.

habeas corpus habeas corpus || El término legal más comúnmente usado para describir una instancia que pide a un tribunal a que decida sobre si la prisión, de cualquier tipo, ha sido efectuado sin el debido proceso legal.

incompetency incompetencia || Aunque este término es usado a menudo globalmente para denotar la falta de capacidad para consentir o hacer un contrato legal–

mente, en realidad, hay muchas más competencias específicas con sus propios elementos requeridos particularmente. (Ver las definiciones de *competencia para ser sometido a juicio criminal, consentimiento informado,* y *capacidad testamentaria,* en otro lugar de esta tabla, con sus elementos especialmente requeridos).

informed consent consentimiento informado || El permiso para realizar una técnica médica o de investigación, el cual incluye: (1) una comprensión racional de la naturaleza de las técnicas: (2) los riesgos previsibles; (3) los beneficios esperados; (4) las consecuencias de negar el consentimiento; (5) los procedimientos alternativos disponibles; y (6) que el consentimiento es voluntario.

insanity defense defensa de la locura || Un concepto legal de que una persona no puede ser declarada culpable de un crimen, si ella careció de la *responsabilidad criminal* a causa de locura, término que es definido como una cuestión de derecho. La premisa es que cuando un presunto criminal carece de *mens rea* debido a locura, tal persona carece de responsabilidad criminal, y no puede ser condenada. Los criterios que han establecido los tribunales en la ley angloamericana para definir la locura, han cambiado durante el siglo pasado y continúan cambiando. Las decisiones memorables más importantes para definir la locura son:

M'Naghten Rule regla de M'Naghten || La Cámara de los Lores inglesa, legisló en 1843 que una persona no era responsable de un crimen, si el acusado «estaba actuando bajo un defecto de la razón por enfermedad de la mente, como para no saber la naturaleza y calidad del acto; o si él lo conocía, que él no sabía que lo que estaba haciendo era erróneo». Esta regla todavía rige en la mayoría de los estados.

irresistible impulse test prueba del impulso irresistible || La regla según la cual, una persona no es responsable de un crimen si ella actua mediante un impulso irresistible, que ella fue incapaz de controlar debido a una enfermedad mental. Aceptada todavía en algunos estados, pero rechazada en la mayoría. Introducida en 1922.

Durham rule regla de Durham || Una regla de la U.S. Court of Appeals del Distrito de Columbia, de 1954, que sostiene que un «acusado no es responsable criminalmente si su acto ilegal fue el producto de enfermedad mental o defecto mental». Reemplazada desde entonces en el Distrito de Columbia por la *American Law Institute Formulation* que sigue.

American Law Institute Formulation La sección 4.01 del ALI Model Penal Code declara que «una persona no es responsable de conducta criminal, si en el momento de tal conducta, como resultado de enfermedad o defecto mental, carece de la capacidad sustancial, bien de apreciar lo erróneo de su conducta, o de adoptar su conducta a los requisitos de la ley». Adoptado por el Second Circuit U.S. Court of Appeals en 1966 y la U.S. of Appeals del Distrito de Columbia, en 1972 (United States versus Brawner).

mens rea mens rea || Un propósito de hacer daño. En un caso criminal que implica el estado mental del acusado, una cuestión importante puede ser si él tenía o no, mens rea, la capacidad de concebir el propósito de hacer daño.

parens patriae parens patriae || En el contexto de la enfermedad mental, este término se refiere al poder constitucional del estado para entregar involuntariamente a aquellas personas mentalmente enfermas, que están necesitadas de cuidado y tratamiento por su enfermedad mental.

police power poder de la policía || En el contexto de la enfermedad mental, este término se refiere al poder constitucional del estado para entregar involuntariamente a las personas mentalmente enfermas, con el fin de evitar daño (generalmente daño físico) para sí o para los demás.

privilege privilegio || El derecho legal de un paciente, siempre establecido estatutariamente, para impedir a su médico que testifique sobre la información obtenida en el curso de su tratamiento por el médico. Así pues, una afirmación legal del principio ético de *confidencialidad.* Ver a continuación *comunicación privilegiada.*

privileged communication comunicación privilegiada || Las leyes de declaración en algunas jurisdicciones, permiten que cierta clase de comunicaciones entre personas que tienen una relación confidencial o fiduciaria especial, no serán reveladas. La relación paciente–psicoterapeuta y médico–paciente, es considerada en algunos estados comunicación privilegiada. Pero la ley está cambiando y existen muchas excepciones—p.ej., un paciente que demanda, basando la demanda en todo o en parte en consideraciones psiquiátricas, puede renunciar al privilegio. Es importante darse cuenta que el privilegio pertenece al paciente, no al terapeuta y puede ser renunciado solamente por el paciente, a menos que se provea de otra forma por la ley en el proceso legal.

right to refuse treatment derecho a rechazar el tratamiento || Doctrina legal que sostiene que una persona, incluso cuando es ingresada involuntariamente en un hospital, no puede ser forzada a someterse a ninguna forma de tratamiento contra su voluntad, a menos que exista una emergencia de vida o muerte.

right to treatment derecho al tratamiento || La doctrina legal según la cual una institución está legalmente obligada a suministrar tratamiento adecuado a un individuo, cuando la institución ha asumido la responsabilidad de suministrar o proporcionar tratamiento.

testamentary capacity capacidad testamentaria || En la ejecución de un testamento legalmente válido, los elementos legales básico requeridos son: (a) el valor monetario aproximado y la naturaleza de la herencia, debe ser conocido por el testador; (b) él debe conocer los herederos naturales de su dádiva (esto es, un cónyuge u otras personas relacionadas por parentesco consanguíneo, a las cuales se esperaría que iría la herencia); (c) él debe saber que el instrumento (testamento) que él está firmando, es, en realidad, un testamento; y (d) él debe conocer a los beneficiarios del testamento.

TABLA DE TÉRMINOS LEGALES

capacidad testamentaria testamentary capacity.

competencia para ser sometido a juicio criminal competency to stand criminal trial.

comunicación privilegiada privileged communication.

consentimiento informado informed consent.

conservadurismo conservatorship.

decisión de Gault Gault Decision.

defensa de la locura insanity defense.

regla de M'Naghten M'Naghten Rule.

prueba del impulso irresistible irresistible impulse

regla de Durham Durham rule.

derecho a rechazar el tratamiento right to refuse treatment.

derecho al tratamiento right to treatment.

habeas corpus habeas corpus.

incompetencia incompetency.

medidas de cuidado y protección care and protection proceedings.

menor emancipado emancipated minor.

mens rea mens rea.

parens patriae parens patriae.

poder de la policía police power.

privilegio privilege.

responsabilidad criminal criminal responsability.

testigo pericial expert witness.

tutela guardianship.

TABLA DE DEFECTOS NEUROLOGICOS

abulia abulia || Una reducción en el impulso para la acción y el pensamiento unido a la indiferencia o falta de preocupación sobre las consecuencias de la acción.

acalculia acalculia || Pérdida de la habilidad poseida anteriormente para el cálculo aritmético.

adiadochokinesia adiadococinesia || Incapacidad de efectuar movimientos rápidos alternativos de una o más extremidades.

agnosis agnosia || Incapacidad de reconocer los objetos presentados, por medio de una o más modalidades sensoriales, que no puede explicarse por un defecto en la sensación elemental o un nivel reducido de conciencia o agudeza mental.

spatial agnosis agnosia espacial || Incapacidad de reconocer relaciones espaciales; orientación espacial trastornada.

agraphia agrafia || Pérdida de la habilidad anteriormente poseida para escribir.

akathisia acatisia || Un estado de intranquilidad motora, que oscila desde una sensación de desasosiego interior hasta la incapacidad de estar sentado tranquilo o estar tumbado en reposo.

akinetic mutism mutismo acinético || Un estado de alerta aparente con seguimiento de movimientos de los ojos, pero sin habla o respuestas motoras voluntarias.

alexia alexia || Pérdida de la habilidad para leer anteriormente poseida, que no puede ser explicada por defectos de agudeza visual.

anosognosia anosognosia || La inconsciencia aparente o fallo de reconocer el defecto funcional de uno; p.ej., hemiplejía, hemianopsia.

aphasia afasia || Pérdida de la habilidad anteriormente poseida de comprensión o producción del lenguaje, que no puede explicarse por defectos sensorios o motores, o disfunción cerebral difusa.

anomic or amnestic aphasia afasia anómica o amnésica || Pérdida de la capacidad de nombrar objetos.

Broca's aphasia afasia de Broca || Pérdida de la capacidad de producir lenguaje hablado y (generalmente) escrito con retención de la comprensión.

Wernicke's aphasia afasia de Wernicke || Pérdida de la capacidad de comprender el lenguaje, asociado con producción de lenguaje inapropiado.

apraxia apraxia || Pérdida de la habilidad anteriormente poseida de realizar actos motores con destreza, que no puede ser explicado por debilidad, tono muscular anormal o incordinación elemental.

constructional apraxia apraxia de construcción || Una dificultad adquirida para dibujar objetos o formas de dos dimensiones, o para producir o copiar arreglos de formas o figuras de tres dimensiones.

astereognosis astereognosia || Incapacidad de reconocer objetos familiares por el tacto, que no puede explicarse por un defecto de sensaciones táctiles elementales.

ataxia ataxia || Fallo de la coordinación muscular; irregularidad de la acción muscular.

autotopagnosia autotopagnosia || Incapacidad de localizar y nombrar las partes del propio cuerpo.

finger agnosia agnosia digital || Autotopagnosia restringida a los dedos.

confabulation confabulación || Creación de relatos en respuesta a las preguntas sobre situaciones o eventos que no son recordados.

dys– dis– || Prefijo usado generalmente para indicar que una función no se ha desarrollado nunca normalmente; así **discalculia, disgrafia, dislexia,** disfasia y dispraxia. El prefijo puede ser usado también para indicar una perversión de la función normal o un defecto incompleto.

dysarthria disartría || Dificultad en la producción del habla, debido a incoordinación del aparato del lenguaje.

dysgeusia disgeusia || Deformación del sentido del gusto.

echolalia ecolalia || Repetición como un papagayo de palabras o fragmentos de lenguaje oídos.

gegenhalten paratonía || Resistencia «activa» al movimiento pasivo de las extremidades, que no parece estar bajo control voluntario.

perseveration perseveración || Tendencia a emitir la misma respuesta verbal o motora, una y otra vez a estímulos variados.

prosopagnosia prosopagnosis || Incapacidad de reconocer caras familiares, no explicado por defectos de agudeza visual o conciencia o viveza disminuida.

sensory extinction extinción sensorial || Fallo en comunicar los estímulos sensoriales de una región si es estimulada otra región simultáneamente, aunque cuando la región en cuestión es estimulada por si misma, el estímulo es comunicado correctamente.

simultanagnosia simultanagnosia || Incapacidad de comprender más de un elemento de una escena visual al mismo tiempo, o integrar las partes en un todo.

TABLA DE DEFECTOS NEUROLÓGICOS

abulia abulia.
acalculia acalculia.
acatisia akathisia.
adiadococinesia adiadochokinesia.
afasia aphasia.
  anomic or amnestic aphasia afasia anómica o amnésica.
  Broca's aphasia afasia de Broca.
  Wernicke's aphasia afasia de Wernicke.
agnosia agnosis.
  agnosia digital finger agnosia.
  agnosia espatial spatial agnosis
agrafia agraphia.
alexia alexia.
anosognosia anosognosia.
apraxia apraxia.
  apraxia de construcción constructional apraxia.
astereognosia astereognosis.
ataxia ataxia.
autotopagnosia autotopagnosia.
confabulación confabulation.
dis– dys–.
disartría dysarthria.
disgeusia dysgeusia.
ecolalia echolalia.
extinción sensorial sensory extinction.
mutismo acinético akinetic mutism.
paratonía gegenhalten.
perseveración perseveration.
prosopagnosis prosopagnosia.
simultanagnosia simultanagnosia.

TABLA DE TESTS PSICOLOGICOS

Test	Tipo	Valora	Edad del paciente	Rendimiento	Administración
Escalas Bayley de desarrollo infantil	Desarrollo infantil	Funcionamiento cognoscitivo y desarrollo motor	1–30 meses	Realización de subtests que miden desarrollo cognoscitivo y motor	Individual
Test gestáltico visomotor de Bender	Proyectivo, desarrollo visomotor	Conflictos de personalidad. Funcionamiento y estructura del yo. Daño cerebral orgánico	5–adulto	Reproducción por el paciente de figuras geométricas	Individual
Test de retención visual de Benton	Ejecución objetiva	Daño cerebral orgánico	Adulto	Reproducción por el paciente de figuras geométricas de memoria	Individual
Escala de inteligencia infantil de Cattell	Desarrollo infantil	Desarrollo general motor y cognitivo	1–18 meses	Realización de pruebas de desarrollo	Individual
Test de apercepción infantil (CAT)	Proyectivo	Conflictos de personalidad	Infancia	El paciente inventa historias después de contemplar unas láminas	Individual

Test	Tipo	Valora	Edad del paciente	Rendimiento	Administración
Dibuja una persona, dibuja una familia, casa–árbol	Proyectivo	Conflictos de personalidad. Auto–imagen (DAP) Percepción familiar (DAF) Funcionamiento del yo. Funcionamiento intelectual (DAP) Coordinación visomotora	2–adulto	Dibujos del paciente en una hoja de papel en blanco	Individual
Frostig **Test de desarrollo de la percepción visual**	Percepción visual	Coordinación oculo–motora. Percepción del fondo de la figura. Constancia de la forma. Posición en el espacio. Relaciones espaciales	4–8 años	Realización del test con hojas y papel, midiendo cinco aspectos de percepción visual	Individual o grupo
Gessell **Escalas de desarrollo**	Desarrollo preescolar	Desarrollo cognoscitivo, motor, lenguaje y social	1–60 meses	Realización de pruebas de desarrollo	Individual
Halstead–Reitan **Bateria neuropsicológica y otras medidas**	Funcionamiento cerebral	Funcionamiento cerebral y daño cerebral orgánico	6–adulto	Varios subtests que miden aspectos del funcionamiento cerebral	Individual

TABLA DE TESTS PSICOLOGICOS

Test	Tipo	Valora	Edad del paciente	Rendimiento	Administración
Test Illinois de aptitudes psicolingüísticas (ITPA)	Habilidad lingüística	Canales audito–vocales, visomotores del lenguaje; componentes receptivo, de organización y expresivo	2–10 años	Realización de 12 subtests que miden varias dimensiones del funcionamiento lingüístico	Individual
Historias Lámina de Michigan	Estructura defensiva	Conflictos de personalidad	adolescencia	El paciente inventa historias después de contemplar las láminas estimulo	Individual
Inventario de personalidad multifactorial de Minnesota (MMPI)	Papel y lápiz; inventario de persopnalidad	Estructura de personalidad. Clasificación diagnóstica	Adolescente–adulto	Perfil de personalidad reflejando nueve dimensiones de la personaliddad. Diagnóstico basado en predicción actuarial	De grupo o individual
Otis Quick Test de valoración de habilidades mentales	Inteligencia	Funcionamiento intelectual	5–adulto	Ejecución en dimensiones verbales y no verbales del funcionamiento intelectual	De grupo

Test	Tipo	Valora	Edad del paciente	Rendimiento	Administración
Rorschach	Proyectivo	Conflictos de personalidad. Funcionamiento y estructura del yo. Estructura defensiva. Sistemas de pensamiento. Integración afectiva	3–adulto	Asociaciones del paciente a manchas de tinta	Individual
Test de apercepción senior (SAT)	Proyectivo	Conflictos de personalidad	Más de 65	El paciente inventa historias después de contemplar las láminas estímulo	Individual
Stanford–Binet	Inteligencia	Funcionamiento intelectual	2–adulto	Actuación en la resolución de problemas y pruebas de desarrollo	Individual
Tareas de desarrollo emocional (TED)	Proyectivo	Conflictos de personalidad	Infancia y adolescencia	El paciente inventa historias después de contemplar las láminas estímulo	Individual
Test de apercepción temática (TAT)	Proyectivo	Conflictos de personalidad	Adulto	El paciente inventa historias después de contemplar las láminas estímulo	Individual

TABLA DE TESTS PSICOLOGICOS

Test	Tipo	Valora	Edad del paciente	Rendimiento	Administración
Escala de madurez social de Vineland	Madurez social	Capacidad para funcionamiento independiente	0–25 + años	Actuación en pruebas de desarrollo que miden varias dimensiones de funcionamiento social	Entrevista al paciente o al cuidador del paciente, en ocasiones información propia
Escala de inteligencia de Wechsler para adultos (WAIS)	Inteligencia	Funcionamiento intelectual	16–adulto	Ejecución de 10 subtests que miden varias dimensiones del funcionamiento intelectual	Individual
Escala de inteligencia de Wechsler para niños (WISC)	Inteligencia	Funcionamiento intelectual. Sistemas de pensamiento. Funcionamiento del yo	5–15	Ver arriba	Individual
Escala de inteligencia de Wechsler para preescolar y primaria (WPPSI)	Inteligencia	Funcionamiento intelectual. Sistemas de pensamiento. Funcionamiento del yo	4–6 1/2 años	Ver arriba	Individual

TABLA DE TÉRMINOS DE INVESTIGACIÓN

analysis of variance (ANOVA) análisis de la varianza ‖ Una técnica estadística usada ampliamente para determinar la significación de las diferencias obtenidas en una variable experimental estudiada en dos o más condiciones. Las diferencias son comúnmente asignadas a tres aspectos: las diferencias individuales entre los sujetos o pacientes estudiados, las diferencias de grupo, cualquiera que sea la clasificación empleada (p.ej., sexo), y las diferencias de acuerdo con los diversos tratamientos a los cuales ellos han sido asignados. El método puede valorar tanto los efectos principales de una variable, como su interacción con otras variables que han sido estudiadas simultáneamente.

attributable risk riesgo atribuible ‖ La tasa del trastorno en los sujetos expuestos, que puede ser atribuida a la exposición derivada de restar la tasa (generalmente **incidencia** o mortalidad), del trastorno de la población no expuesta, de la tasa correspondiente de la población expuesta.

concordance concordancia ‖ En estudios genéticos, la similaridad en un par de gemelos con respecto a la presencia o ausencia de una enfermedad o rasgo.

control control ‖ El término se usa en tres contextos: (1) el proceso de mantener constantes las situaciones relevantes de un experimento, (2) provocando que una **variable independiente** varíe de una manera especificada y conocida, y (3) usando un hecho descubrible y que ocurre espontáneamente, como una prueba o estándar de comparación para evaluar los hechos obtenidos después de la manipulación de la variable independiente.

control group grupo control || En un caso ideal, un grupo de sujetos emparejados tan exactamente como sea posible, a un grupo experimental de sujetos en todos los aspectos relevantes y expuestos a los mismos tratamientos, excepto la variable independiente en investigación.

correlation correlación || El grado hasta el cual dos medidas varían conjuntamente, o una medida de la fuerza de la relación entre las dos variables. Se expresa generalmente por un coeficiente que varía entre +1.0, acuerdo perfecto y –1.0, una relación inversa perfecta. Un coeficiente de correlación de 0.0, significaría una relación perfectamente al azar. El coeficiente de correlación manifiesta el grado hasta el cual el conocimiento de una puntuación o variable, puede predecir la puntuación de la otra variable. Una alta correlación entre las dos variables no indica necesariamente una relación causal entre ellas; la correlación puede ser debida a que cada una de las variables está altamente relacionada con un tercer factor, todavía no medido.

criterion variable variable criterio || Algo a predecir.

demand characteristics características exigibles || La suma total de señales (derivado de la manera según la cual es instado el sujeto, la manera según la cual es tratado por el experimentador, los rumores sobre el experimento, las instrucciones experimentales y lo más importante, el procedimiento experimental en si), que comunica el propósito del experimento y la naturaleza de la conducta esperada del sujeto. Los individuos pueden confirmar la hipótesis del investigador en un esfuerzo para conducirse apropiadamente, más que respondiendo directamente a las variables independientes en investigación. Por extensión, como se aplica a los ambientes no experimentales, la tendencia de los individuos a cumplir lo que se espera implícitamente de ellos, es un factor que puede jugar un papel principal en el resultado del tratamiento.

discordance discordancia || En estudios genéticos, la desigualdad en una pareja de gemelos con respecto a la presencia o ausencia de una enfermedad o rasgo.

double–blind doble ciego || Un estudio en el cual un cierto número de tratamientos, generalmente uno o más medicamentos y un placebo, son comparados de tal modo que ni el paciente ni las personas directamente implicadas en el tratamiento conocen que preparación se está administrado.

ecological validity validez ecológica || El grado hasta el cual pueden ser generalizados los resultados experimentales controlados, más allá de los confines del contexto experimental particular, a una variedad de contextos en el mundo real.

experimental design diseño experimental || La estructura lógica de un experimento, la cual maximiza la probabilidad de obtener o detectar efectos reales y minimiza la probabilidad de las ambigüedades con respecto a la significación de las diferencias observadas experimentalmente.

experimental study designs diseños de estudio experimental.

case–control control de casos || Una investigación en la cual, se escogen grupos de individuos en términos de si ellos tienen (casos), o no tienen (controles), el trastorno, la etiología del cual está siendo estudiada.

cohort cohorte || Una forma importante de investigación epidemiológica para probar las hipótesis con respecto a la causalidad de la enfermedad. Los factores distintivos son: (1) el grupo o grupos de personas a estudiar (cohortes), son definidos en términos de características evidentes antes de la aparición del trastorno que se está estudiando; (2) los grupos de estudio así definidos, son observados durante un período de tiempo para determinar la frecuencia del trastorno entre ellos.

cross sectional transversal || Estudio en el cual se hacen mediciones en diferentes muestras en el mismo momento del tiempo.

independent group grupo independiente || Se administran distintos tratamientos a grupos diferentes; por ejemplo, comparar un grupo no tratado con un grupo tratado. Metodológicamente muy bien fundado, pero que requiere a menudo grandes muestras si existe mucha variabilidad entre los individuos.

longitudinal longitudinal || Estudio en el cual las observaciones sobre los mismos individuos se hacen en dos o más momentos diferentes. La mayoría de los estudios de cohorte y caso–control, son longitudinales.

prospective prospectivo || Estudio basado en los datos o acontecimientos que se producen subsiguientemente en el tiempo, en relación con la iniciación de la investigación. Este tipo de estudio predictivo requiere generalmente muchos años, con el fin de desarrollar una población de estudio suficientemente grande.

retrospective retrospectivo || Estudio basado en los datos o acontecimientos que ocurrieron antes en el tiempo, en relación con la investigación.

subjects as their own control sujetos como su propio

control || El mismo individuo es comparado consigo mismo, antes y después de un tratamiento dado. Esto tiene la ventaja de disminuir la variación del error y la probabilidad de mostrar diferencias significativas con grupos relativamente pequeños, aunque tiene la desventaja de efectos de la práctica que pueden ocurrir con mediciones repetidas.

experimenter bias sesgo del experimentador || Las esperanzas del investigador que son comunicadas por descuido a los pacientes o sujetos. Tales expectativas pueden influir los hallazgos experimentales.

external validity validez externa || La aplicabilidad de las generalizaciones que pueden hacerse a partir de los hallazgos experimentales, más allá de la observada con aquellos sujetos específicos, condiciones experimentales, experimentadores o mediciones.

falsifiable hypothesis hipótesis falsable || Una hipótesis expresada de manera lo suficientemente precisa, que puede ser aprobada por las reglas aceptables de la lógica, la evidencia empírica y estadística y por consiguiente que puede ser confirmada o no confirmada. Una hipótesis no falsable es una que es tan general y/o ambigua, que toda evidencia concebible puede ser «explicada» por ella.

heuristic heurístico || Que sirve para estimular el descubrimiento de las soluciones de los problemas.

incidence incidencia || El número de casos de enfermedad que se presentan durante un período específico de tiempo.

intervening variable variable intermedia || Algo que se interpone entre una circunstancia antecedente y su consecuencia, modificando la relación entre las dos.

Por ejemplo, el apetito puede ser una variable que interviene determinando si un alimento dado será comido. La variable intermedia puede ser inferida más bien que detectada empíricamente.

mean media || El término medio aritmético de un conjunto de observaciones; la suma de los datos dividido por el número de datos.

median mediana || El valor medio en un conjunto de valores que han sido dispuestos en orden, del más alto al más bajo.

mode moda || La observación que se presenta más frecuentemente en un conjunto de observaciones.

non–parametric tests of significance test de significación no paramétrico || Cuando los datos no satisfacen determinados supuestos estadísticos, tal como estar distribuidos normalmente, deben emplearse otros procedimientos estadísticos que no requieren las asunciones de normalidad. Estos métodos están basados a menudo en un análisis de los rangos, más bien que en la distribución de los datos reales en sí. Ejemplos ampliamente usados son el chi cuadrado, la correlación de orden de rango de Spearman, la mediana, y los tests U de Man–Whitney.

null hypothesis hipótesis nula || Probar la hipótesis nula requiere un cálculo para determinar los límites dentro de los cuales pueden diferir dos grupos en sus resultados (p.ej., un **grupo experimental** y un **grupo control**), incluso si el experimento fuera repetido a menudo o los grupos fueran mayores, no debería haber diferencia. La probabilidad de encontrar diferencia si no existe diferencia verdadera se expresa ordinariamente como un valor–p, p.ej., $p < 0,05$, de que la hipótesis nula es cierta.

operational definition definición operativa ‖ El significado de un concepto cuando es trasladado en términos que se pueden someter a observación sistemática y medición p.ej., la temperatura definida por una lectura de termómetro en circunstancias estándares.

parameter parámetro ‖ Cualquier valor cuantitativo que puede presentar una variable.

parametric study estudio paramétrico ‖ Uno que examina los efectos sobre una **variable dependiente** de las variaciones, generalmente a través de un rango amplio, en los valores de la **variable independiente.**

parametric tests of significance tests paramétricos de significación ‖ Tests basados en el supuesto de que la forma de la distribución de las observaciones es conocida, generalmente llamada una distribución normal. Tests ampliamente usados, basados en tal supuesto, incluyen análisis de la variación, tests–*t*, y coeficientes de correlación de Pearson.

period prevalence período de prevalencia ‖ Una medida que expresa el número total de casos de una enfermedad que se sabe han existido en algún momento durante un período determinado. Es la suma de **prevalencia punta** e **incidencia.**

placebo placebo ‖ En psicofarmacología, una píldora que no contiene ingredientes farmacológicamente activos.

active placebo placebo activo ‖ La presencia o ausencia de efectos secundarios, puede permitir al paciente identificar si él está recibiendo medicamento o placebo (por ejemplo, la boca seca puede estar asociado con clorpromazina). Un placebo activo es uno que puede semejar los efectos secundarios, pero que no tiene la acción terapéutica farmacológica específica asumida del medicamento en investigación.

placebo effect efecto placebo || Los efectos terapéuticos o los efectos secundarios que siguen a la ingestión de un placebo. Por extensión, uno puede hablar de un efecto placebo como los aspectos no específicos de cualquier técnica de tratamiento, generalmente mediado por las expectativas de mejoría del paciente tal como el efecto placebo de ls psicoterapia.

point prevalence prevalencia punta || La frecuencia de la enfermedad en un momento señalado del tiempo.

population población || Un concepto estadístico que se refiere a todos los individuos o casos que teóricamente podían estar disponibles para estudio o medición. La inferencia estadística implica generalizar de la observación de alguna muestra específica, a la población.

practice effects efectos de la práctica || La modificación en la realización de la tarea como resultado de ensayos repetidos o capacitación en la tarea.

predictor variable variable predictora || La prueba u otra forma de actuación que se usa para predecir el estado de la persona sobre una **variable de criterio**. Por ejemplo, las puntuaciones del test de capacidad escolar pueden ser usadas para predecir el criterio de «terminar la universidad graduándose entre el 30% superior de la clase». Las valoraciones del test de capacidad escolar, serían valoraciones predictoras.

q–sort tipo–q || Una técnica de valoración de la personalidad en la que el sujeto (o alguien que le observa), indica el grado hasta el cual un conjunto estandarizado de afirmaciones descriptivas describen realmente al individuo. El término refleja los procedimientos de «distribución» usados en ocasiones con esta técnica.

quantitative variable variable cuantitativa || Un objeto de observación que varía en manera o grado de tal modo que puede ser medida.

random sample muestra al azar || Un grupo de sujetos escogidos de tal modo que cada miembro de la población de la cual se deriva la muestra, tiene una oportunidad igual o conocida (probabilidad) de ser escogido para la muestra.

relative risk riesgo relativo || La proporción del trastorno (generalmente **incidencia** de la mortalidad) de aquellos expuestos, con la tasa de los no expuestos.

reliability confianza || El grado hasta el cual, la misma prueba o procedimiento suministrará el mismo resultado, bien a lo largo del tiempo o con observadores diferentes. Las confianzas comunicadas más comúnmente son: (1) confianza de prueba–reprueba, la correlación entre la primera y la segunda prueba de un cierto número de sujetos; (2) la confianza partida por la mitad, la correlación con una prueba única de dos partes similares de la prueba; y (3) la confianza entre los observadores, el acuerdo entre los diferentes individuos que valoran el mismo procedimiento y observaciones.

selection bias sesgo de selección || La selección inadvertida de una muestra no representativa de sujetos u observaciones. Un ejemplo clásico es una encuesta del Literary Digest de 1936, que predijo la elección de Landon frente a Roosevelt, debido a que fueron usadas las guías de teléfono como base para seleccionar a los respondedores.

significance level nivel de significación || El nivel de probabilidad escogido arbitrariamente para rechazar la **hipótesis nula,** comúnmente del 0.05 ó 0.01.

significant differences diferencias significativas || Cuando las pruebas estadísticas muestran que una diferencia dada no ha ocurrido probablemente por azar. En muchos estudios de conducta, la probabilidad de que un evento que ocurre con menos frecuencia de 1 en 20 veces ($p < 0.05$), es considerado el nivel de significación mínimo aceptable. La determinación de que una diferencia dada entre los dos grupos es significativa, puede servir meramente para identificar la probabilidad de que no fue un acontecimiento del azar. De ningún modo prueba esto que la diferencia encontrada sistemáticamente, es debida necesariamente a las razones de la hipótesis de un investigador. Los factores sistemáticos no considerados por el investigador pueden ser responsables a veces, de diferencias significativas.

standard deviation (SD) desviación estándar (DE) || Una medición matemática de la dispersión o difusión de los datos agrupados alrededor de la **media.** En cualquier distribución que se aproxima a la curva normal en la forma, alrededor del 65% de las mediciones estarán dentro de una DE de la media, y alrededor del 95% estarán dentro de dos DE de la media.

statistical inference inferencia estadística || El proceso de usar una muestra limitada de datos para inferir algo sobre una población mayor de datos obtenibles potencialmente, los cuales no han sido observados.

test of significance test de significación || Una comparación de la probabilidad observada de un evento con la probabilidad predictiva, la cual está basada en cálculos deducidos de la distribución al azar estadístico de tales acontecimientos.

theory teoría || Una afirmación general que predice, explica, o describe las relaciones entre un número de construcciones.

type I error error tipo 1 || El error que se hace cuando la **hipótesis nula** es cierta, pero que como resultado de la **prueba de significación** es rechazado o declarado falso.

type II error error tipo II || El error que se hace cuando la **hipótesis nula** es falsa, pero debido a los resultados de la **prueba de significación,** no es rechazado o declarado falso.

variable variable || Cualquier características de un experimento que puede asumir valores diferentes.

independent variable variable independiente || La variable bajo el control del experimentador.

dependent variable variable dependiente || Aquel aspecto del sujeto que es medido después de la manipulación de la **variable independiente** y que se asume varía como una función de la variable independiente.

variance varianza || El cuadrado de la **desviación estándar.** Usado en el análisis de la variación.

volunteer bias sesgo del voluntario || Los individuos que se ofrecen voluntarios para algunas técnicas no son generalmente representativos de la población total. Los pacientes autoelegidos que buscan tratamiento, basado en la publicidad de los periódicos, por ejemplo, es probable que lo hagan significativamente mejor, que los pacientes al azar a los que se les ofrece simplemente el tratamiento.

zygosity cigosidad || (1) *dicigótico:* hermanos gemelos, el producto de dos huevos fértiles. Ellos tienen la relación genética de dos hermanos cualquiera (2) *monocigótico:* gemelos idénticos, el producto de un huevo único fertilizado.

TABLA DE TÉRMINOS DE INVESTIGACIÓN

análisis de la varianza analysis of variance (ANOVA).

características exigibles demand characteristics.

cigosidad zygosity.

concordancia concordance.

confianza reliability.

control control.

correlación correlation.

definiciones operativas operational definition.

diferencias significativas significant differences.

discordancia discordance.

diseño experimental experimental design.

diseños de estudio experimental experimental study designs.

control de casos case–control.

cohorte cohort.

transversal cross sectional.

grupo independiente independent group.

longitudinal longitudinal.

prospectivo prospective.

retrospectivo retrospective.

sujetos como su propio control subjects as their own control.

doble ciego double–blind.

efectos de la práctica practice effects.

error tipo I type I error.

error tipo II type II error.

estudio paramétrico parametric study.

grupo control control group.

heurístico heuristic.

hipótesis falsificable falsifiable hypothesis.

hipótesis nula null hypothesis.

incidencia incidence.

inferencia estadística statistical inference.

media mean.

mediana median.

moda mode.

muestra al azar random sample.

nivel de significación significance level.

parametro parámeter.

período de prevalencia period prevalence.

placebo placebo.

placebo activo active placebo.

efecto placebo placebo effect.

población population.

prevalencia punta point prevalence.

riesgo atribuible attributable risk.

riesgo relativo relative risk.

sesgo de selección selection bias.

sesgo del experimentador experimenter bias.

sesgo del voluntario volunteer bias.

standard deviation (SD) desviación estándar (DE).

teoría theory.

test de significación test of significance.

test de significación no paramétrico non–parametric tests of significance.

test paramétricos de significación parametric tests of significance.

tipo–q q–sort.

validez ecológica ecological validity.

validez externa external validity.

variable variable.

variable independiente independent variable.

variable dependiente dependent variable.

variable criterio criterion variable.

variable cuantitativa quantitative variable.

variable intermedia intervening variable.

variable predictora predictor variable.

varianza variance.

TABLA DE ESCUELAS DE PSIQUIATRÍA

I. Reconstructiva

A. Psicoanálisis —Sigmund **Freud**

B. Neo–freudiana, modificaciones del psicoanálisis.

1. Técnicas analíticas activas —Sandor Ferenczi, Wilhelm Stekel, la escuela de Chicago (especialmente Franz **Alexander** y Thomas French).
2. Terapia analítica del juego —Anna **Freud,** Melanie Klein.
3. Psicología analítica —Carl **Jung.**
4. Análisis del carácter, terapia del orgon —Wilhelm **Reich.**
5. Cognoscitiva —Jean **Piaget.**
6. Del desarrollo —Erik **Erikson.**
7. Psicología del yo (ego) —Paul Federn, Eduardo Weiss, Heinz Hartmann, Ernst Kris y Rudolph Lowenstein.
8. Análisis existencial —Ludwig Binswanger.
9. Análisis holístico —Karen **Horney.**
10. Psicología individual —Alfred **Adler.**
11. Análisis transaccional —Eric Berne.
12. Escuela cultural de Washington —Harry Stack **Sullivan,** Erich From, Clara Thompson.
13. Terapia de la voluntad —Otto **Rank.**

C. Planteamientos de grupo

1. Psicoanalítico ortodoxo —S. R. Slavson.
2. Psicodrama —Jacob L. Moreno.
3. Psicoanálisis en grupos —Alexander Wolf.
4. Sistemas de valencia —Walter Bion.

II. Reeducativa y de apoyo, individual y en grupo

1. Centrada en el cliente (no directiva) —Carl **Rogers.**

2. Condicionamiento, terapia de conducta, modificación de la conducta.
   a. terapia de aversión —N. V. Kantorovich.
   b. conductismo —K. John B. **Watson.**
   c. condicionamiento clásico —Ivan P. **Pavlov.**
   d. condicionamiento operante —Burrhus F. **Skinner.**
   e. consejo sexual —William Masters y Virginia Johnson.
   f. desensibilización sistemática —Josep Wolpe.
3. Conducta cognoscitiva —Aaron Beck.
4. Terapia familiar —Nathan Ackerman.
5. Gestalt —Wolfang Kohler, Kurt Lewin y Fritz Peris.
6. Logoterapia —Victor Frankl.
7. Psicobiología (análisis y síntesis distributivo) —Adolf **Meyer.**
8. Zen (satori) Alan Watts.